U0214429

乳房的秘密
乳腺科医生手记

RUFANG DE MIMI
RUXIANKE YISHENG SHOUJI

广东省中西医结合学会

主编 黄梅

副主编 童彩玲 周坚

SPM 南方出版传媒
广东科技出版社 | 全国优秀出版社
·广 州·

图书在版编目（CIP）数据

乳房的秘密：乳腺科医生手记/黄梅主编. —广州：
广东科技出版社，2020.1
　　ISBN 978-7-5359-7286-6

　　Ⅰ.①乳…　Ⅱ.①黄…　Ⅲ.①乳房—保健—基本知识
Ⅳ.①R655.8

中国版本图书馆CIP数据核字（2019）第244976号

乳房的秘密　乳腺科医生手记
RUFANG DE MIMI　RUXIANKE YISHENG SHOUJI

出 版 人：朱文清
责任编辑：刘　耕　张　芳
装帧设计：林少娟
插　　图：方奕丹 等
责任校对：郑　淮
责任印制：彭海波
出版发行：广东科技出版社
　　　　　（广州市环市东路水荫路 11 号　邮政编码：510075）
销售热线：020-37592148/37607413
http：//www.gdstp.com.cn
E-mail：gdkjzbb@ gdstp.com.cn（编务室）
经　　销：广东新华发行集团股份有限公司
排　　版：创溢文化
印　　刷：佛山市华禹彩印有限公司
　　　　　（佛山市南海区狮山镇罗村联和工业西二区三路1号之一　邮政编码：528225）
规　　格：787mm×1 092mm　1/16　印张9.5　字数190千
版　　次：2020年1月第1版
　　　　　2020年1月第1次印刷
定　　价：49.80元

编 写 人 员

主　　编：黄　梅
副 主 编：童彩玲　周　坚
编写人员：谢　丹　李　军
　　　　　陆宇云　陆慧敏
　　　　　吴代陆　石新蕾
　　　　　吕小红　刘艳君
　　　　　邱淼洁　刘婉玲

前　言

　　随着人类生活及工作方式的改变，乳房疾病发病率越来越高。目前乳腺癌已经高居女性恶性肿瘤的首位，同时乳腺增生等良性乳房疾病的发病率也不断攀升，如何预防和治疗乳房疾病成为全社会共同关心的话题。在这样的大背景下，《乳房的秘密——乳腺科医生手记》这本书应运而生。书的内容涵盖了临床常见的各类乳房疾病，从乳腺科医生的专业角度，结合广大读者所关心的热点问题，围绕"如何预防乳房疾病""如何早期诊断乳腺癌""乳房疾病如何治疗""治疗后如何更快地康复"以及"如何进行乳房保健"等内容展开阐述。尤其可贵的是本书融合了中、西医防治乳房疾病的精髓，从中、西医结合的角度全方位为大家诠释"乳房的秘密"，这是本书最大的特色和优势。

　　《黄帝内经》指出，"上工治未病，不治已病……"，对乳房疾病尤其是乳腺癌来说，预防比治疗更重要。乳腺癌不是一朝一夕突然发生的，而是不良因素长期作用的结果，其中情绪异常及睡眠障碍扮演了非常重要的角色；同时乳腺增生病也是乳腺癌发病的一个重要环节。因此预防乳腺癌必须重视情绪及睡眠的改善，也不能忽视乳腺增生病的治疗，在这些领域中医可以发挥主导作用。中医防治乳腺癌的历史超过 1 800 年，积累了丰富的经验，书中有大量的内容为大家介绍如何通过中医内服、外治、针灸、食疗等手段防治乳房疾病。

　　现代医学通过手术、放疗、化疗、内分泌治疗等综合治疗手段使乳腺癌的疗效得到了很大的提升，但是这些治疗也会产生诸如疲乏、胃肠道反应、骨关节疼痛等一系列毒副反应，影响患者的生活质量，降低了治疗依从性。目前有大量的证据显示中医介入可以减轻这些治疗的毒副反应，提高患者生活质量。书中为大家详细介绍了乳腺癌综合治疗的临床获益、实施方法、治疗时间及疗程，使大家能更好地了解治疗内容。尤为重要的是本书向读者介绍了通过中西医结合来更好地减轻乳腺癌治疗相关毒副反应的方法，让大家马上就可以学以致用。

在乳房疾病的预防中，发挥个体的主观能动性比打针吃药更管用，如果大家能掌握正确的乳房保健的理念和手段，能在"天人合一"的框架下树立正确的养生保健观，相信乳房疾病的发病率就会大大降低；如果患了乳房疾病，能够在充分发挥中、西医优势的前提下去治疗，相信一定会事半功倍。在广东省科技厅的支持下，我们有机会出版这本科普书，我们希望通过它能够把有关乳房健康的理念传递给大家，这也是我们出版本书的初衷和愿景。

黄 梅

2019年12月

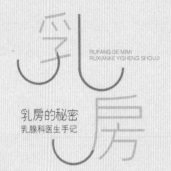

RUFANG DE MIMI
RUXIANKE YISHENG SHOUJI

乳房的秘密
乳腺科医生手记

目　录

目 录

第 3 章　乳房恶性肿瘤 049

目　录

第 **1** 章　乳房保健与自查

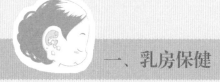

一、乳房保健

如何才能拥有健康乳房？

自古以来，乳房对于女性来说内涵非常丰富：一方面，它是产生乳汁的器官，承担着哺育下一代的任务；另一方面，它又是女性非常重要的性器官，对女性形体美的维系起着关键作用。要准确定义健康乳房是非常困难的，我认为，健康乳房应该具备这几个特点：首先，它应该产生足够的乳汁且能够顺利排出以完成哺乳功能；其次，它的结构和形态与女性的生理年龄和月经状态相匹配；最后，当然是它能够处于无病状态。今天我就和大家先聊一聊乳房的哺乳功能。

1. 充分的哺乳对乳房健康有利吗？

答案是对的。哺乳不仅仅对子女成长有利，也可以减少肿瘤性乳房疾病尤其是乳腺癌的发生。现代女性由于工作紧张、怕影响体型等原因，哺乳的时间比较短，甚至不哺乳，这样一来，乳房就会更长时间在雌激素等性激素的作用下，导致乳腺癌等疾病的发生率上升。

2. 乳房越大奶水就会越多吗？

答案是不对的。女性的乳房有两个非常重要的结构：脂肪组织和腺体组织，乳汁是由腺体组织产生的，而脂肪组织对乳房的大小起着关键作用。因此，有些女性虽然乳房大，但脂肪多腺体少，奶水并不多。而有些女性的乳房以腺体为主，虽然不大，但乳汁丰富。

3. 女性气血状态决定乳汁的多少吗？

答案是对的。中医认为乳汁为气血所化生，母亲的气血充沛，奶水就多并且质量好。现在二胎产妇中高龄产妇较多，这些产妇往往奶水不足就是由于气血亏虚。因此中医强调通过补益气血来增加乳汁，同时要重视情绪的作用，产妇只有心情愉悦，肝脾功能正常，气血调和，乳汁才能充足且排出顺畅。

我们应该高度重视哺乳对乳房健康的意义，帮助产妇调好气血充分哺乳，为拥有健康乳房创造条件。（黄梅）

年龄不同，乳房健康标准大不同？

不同年龄女性的乳房状态如何才算是健康？其实女性的乳房也会随着月经周期和年龄的变化表现出不同的状态。

1. 月经来潮前。

女性出生后乳房处于一种静息状态，10岁以后的女孩在月经来潮前一到两年，乳房会出现增大等发育现象，同时伴有乳房疼痛等症状，这是正常的；如果8岁前女孩子出现乳房发育的表现，就要警惕早熟现象了。

2. 月经来潮后。

女性月经来潮后，就意味着乳房已经发育完全，具有哺乳功能了。但女性乳房功能最好的时期是21~35岁，这时女性的体内肾精充沛，气血调和，是最好的生育和哺乳时期，也是外形最佳时期。这个时期的女性通常乳房会在月经前数天出现胀痛，月经后可以自行缓解，这种乳痛属于生理范畴。如果疼痛时间延长、程度加重、合并囊肿等超出了生理的范畴，就可能会患乳腺增生等疾病。35~49岁，尤其是42岁以后，女性乳房的腺体逐步萎缩，乳房形态开始下垂松弛，哺乳能力下降，乳房疼痛开始逐渐失去规律性，患乳房肿瘤的机会逐渐升高。

3. 绝经状态。

49岁以后的女性，随着卵巢功能的衰竭，逐步进入绝经状态，体内雌孕激素水平显著下降，导致乳房大部分腺体萎缩退化，乳房变柔软松弛，同时乳房疼痛基本消失，乳腺囊肿逐渐萎缩，乳房再次进入一个相对静止的状态——老年状态。但女性乳房退化的程度是因人而异的，退化充分的女性乳房肿瘤发生的机会会小一些。（黄梅）

乳房小奶水就少吗?

很多"小罩杯"的妈妈都有过这样的经历:看着怀里专心喝奶的宝宝,幸福满满,家人却冷不丁打量一下你的胸,然后关切问一句:"宝宝够吃吗?"是不是感觉心情"温度"瞬间降到冰点?

真的是"胸大=奶多""太平公主"就没戏了吗?其实这种观点是不对的。乳房由皮肤、皮下脂肪和乳腺组织构成,乳房大小主要由脂肪含量的多少来决定,当然跟乳腺组织的丰富程度也有关系;而乳腺组织主要由腺体及导管组成,担负着分泌和运输乳汁的重任,也就是说腺体是乳汁的制造厂,而乳腺导管则负责运送乳汁。

因此,奶水的多少是由乳腺组织决定的,乳房大小和奶水的多少没有直接关系。"小罩杯"也常常有较丰富的腺体组织,只是因为脂肪含量少,乳房不够丰满而已,所以说,胸小≠奶少!胸大≠奶足!除了乳腺组织,还有什么影响奶水的多少呢?

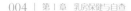

(1)开奶时间和喂奶次数:产后让婴儿尽早地吸吮乳头,出生半小时就开始喂奶,让宝宝勤吸吮,刺激乳腺,让奶水越来越多。

(2)心理状态:如果宝妈精神过度紧张,常处于一种愤怒、惊恐、悲伤或忧虑的精神状态中,会使乳汁分泌减少。

(3)睡眠时间:过度劳累会让母乳量减少。

(4)营养状况:哺乳期妈妈不需要过多补充营养,适当增加汤水,营养均衡,就能保障奶水充足。

经上述方法调理,奶水仍然稀少,可用黄芪30g、熟地30g、党参15g、当归15g、川芎10g、王不留行10g、通草6g，炖猪蹄汤服用；也可简单些：通草60g、葱白3根，炖猪蹄汤服用。宝妈们合理休息，规律哺乳，适当喝汤，放松心情，不仅能让乳房健康，"奶足料好"地喂养宝宝，还有可能起到丰胸的作用。（陆宇云）

乳房疼痛需要治疗吗？

来乳腺科门诊就诊的患者中有很大一部分都是因为乳房痛，甚至有人说，对女人来说乳房疼痛比感冒还普遍，我们应该如何正确看待乳房疼痛呢？

1. 乳房疼痛要先明确原因。

导致乳房疼痛的原因主要包括：乳房炎症、乳腺增生性疾病、乳腺肿瘤、外伤、肋间神经痛等。不同的疾病疼痛的特点不同：例如乳房炎症往往疼痛较剧烈并伴有乳房红肿热痛或发烧等全身症状；乳腺肿瘤一般不会出现疼痛，但肿瘤较大压迫神经或周围组织，也会出现疼痛；外伤的疼痛往往有明确的外伤史，并伴有皮肤的瘀斑或破损等；临床较常见的带状疱疹也会造成乳房疼痛，这种疼痛呈针刺样，乳房或背部皮肤会出现集簇状的疱疹。当然最常见造成乳房疼痛的原因是乳腺增生病。

2. 生理性乳房疼痛有什么特点？

女性随着月经周期的变化，乳房也会出现月经前胀痛，月经后胀痛自行缓解的生理性乳房疼痛。一般来说如果疼痛时间不超过1周、疼痛为轻度疼痛、月经后能自行缓解的话，是不需要特殊治疗的。但是如果连续3个月乳房疼痛的时间超过1周、疼痛程度加重、月经后乳痛不能自行缓解，我们认为这是病理性乳房疼痛，需要找医生进行诊断治疗。

3. 乳房疼痛需要治疗吗？

除了生理性乳房疼痛外，其他的乳房疼痛都是需要关注的。疼痛是身体非常重要的预警信号，它提醒我们机体的气血运行出现了障碍——"不通则痛"，五脏六腑的功能平衡出现了问题——"不荣则痛"。因此我们必须及时调整机体脏腑经络气血平衡，这就是乳房"治未病"，这个阶段做好工作，就有可能预防乳腺癌等乳房疾病。（黄梅）

如何解读乳房结节？

日常生活中越来越多人被查出有乳房结节，如何解读乳房结节？下面我们来为大家简单介绍一下。

1. 乳房结节到底是什么？

乳房结节是指乳房内出现结块，用手不太容易摸到，需要借助影像学手段如彩超、钼靶（乳腺轴位及斜位片）或核磁共振才能发现。它可以是增生结节、纤维腺瘤、囊肿、导管内乳头状瘤、炎症、乳腺癌中的任何一种。也就是说乳房结节可以是良性的，也可以是恶性的。不过，绝大部分的结节是良性的。

2. 发现乳房结节怎么办？

对于大多数形态规则、边界清楚的结节，如果考虑增生结节或者纤维腺瘤可能性大，可以定期观察，必要时可以进行中医中药的调理。如果考虑是导管内病变（如导管内乳头状瘤），且无乳头溢液，可以选择短时间（3个月）密切观察。

以下几种情况需提高警惕，往往需要手术干预：

（1）彩超或者钼靶检查提示结节边界欠清、形态欠规则，或者内有钙化，BI-RADS（美国放射学会乳腺影像报告和数据系统）分级为4级或以上。这一类的结节有恶性可能，建议活检。

（2）乳房结节对比以前增大明显（半年内最大径增大超过20%），或者出现形态改变，需要活检以明确性质。

（3）考虑是导管内病变，且有乳头溢液（尤其是血性溢液），则建议行乳导管镜检查，必要时行病变导管切除术。

（4）对于近期计划怀孕者，一般会建议在孕前手术切除结节。因为妊娠可能刺激肿瘤生长甚至恶变，给妊娠哺乳期乳房结节的诊断和治疗带来困难。

对于暂时不需要处理的结节，观察随访非常重要，大概半年做1次乳腺彩超复查，40岁以上者1~2年做1次乳腺钼靶复查，观察结节的形态、大小变化，同时采用中医药的方法进行治疗。如果出现结节形态不规则、边界不清楚，或者体积明显增大，或者出现钙化，就要及时就诊了。（陆宇云）

乳房长了囊肿怎么办?

许多女性体检时会发现有乳腺囊肿，不了解到底什么是囊肿，一听到乳房长东西，就立刻手麻脚软。其实乳腺囊肿非常普遍，下面我们就跟大家聊一聊。

1. 乳腺囊肿是什么病?

乳腺囊肿分为单纯囊肿（又称为乳腺囊性增生）及积乳囊肿（又称乳汁潴留样囊肿）。两者均为良性病变，被覆薄层上皮组织，囊内容物多为液体，通俗来讲就是一个"水泡"。

（1）乳腺单纯囊肿是由多种原因引起的，主要是雌孕激素失调导致乳腺导管扩张，导管上皮分泌功能旺盛，分泌物潴留在导管内，包裹形成囊肿，它是临床常见的乳房良性病变。

（2）积乳囊肿较单纯囊肿少见，主要是由于泌乳期某一导管阻塞，引起乳汁淤积而形成囊肿。

2. 得了乳腺囊肿怎么办?

不需要恐慌!临床上,乳腺单纯囊肿可有自限性,绝经后囊肿可以逐渐被吸收而消退,少数囊肿会发生恶变。所以建议患有乳腺囊肿的女性,至少每半年行乳腺检查1次,对考虑有变化的囊肿,尤其是乳腺囊肿如出现囊壁增厚、囊内肿物等表现时,建议活检以明确诊断。

中医认为乳腺单纯囊肿的产生是由于肝郁脾虚,导致水湿潴留在乳房,因此治疗上以疏肝、健脾、祛湿为主。不适合服用蜂王浆、雪蛤膏等保健品,乳房按摩建议去正规医院请专科治疗师进行,手法不宜粗暴。

针对乳腺积乳囊肿的防治,主要应该保持乳汁排泄通畅。哺乳过程中可按压膻中穴、乳根穴、中府穴、膺窗穴等穴位,每天不限次数,可促进乳管畅通,减少积乳囊肿发生率。若经过彩超等检查考虑是积乳囊肿时,根据囊肿的大小、状态等情况,可予以观察、穿刺抽液等处理,大部分积乳囊肿都可以自行逐渐吸收。(李军)

查出淋巴结要做淋巴排毒吗?

很多人拿到体检报告后,都会很紧张地问:"医生,我腋窝有淋巴结!去年还写着未见淋巴结的,我是不是得了肿瘤?"还有很多人问:"我能做淋巴排毒吗?"可见大多数人对淋巴结的认识有很多误区。

1. 淋巴结=肿瘤?要手术吗?

淋巴结是人体的重要结构,分布于每个健康人全身上下。体检报告中可能会写到"腋窝可见淋巴结回声,大小约12mm×6mm,皮髓质结构正常"等,都是正常淋巴结的描述,基本等同于"双腋下未见明显肿大淋巴结",不需过于紧张。如报告中写到腋窝见"肿大淋巴结""异常淋巴结"、短径大于10mm、皮髓质结构消失、淋巴结内血供丰富等,则需排除相关的疾病。但这并不等于患了肿瘤,炎症也可引起淋巴结的反应性增大,请及时向专科医生咨询。

正常的生理性淋巴结不需要手术,淋巴结并不是多余的,淋巴系统能通过引流组织液，最终汇入静脉，维持体液平衡。另外，淋巴结还是重要的免疫器官，可以对外来的病原体产生免疫反应，清除体内变异或凋亡的细胞，防止感染的发生或发展，预防肿瘤等。

2. "淋巴排毒"有用吗？

淋巴系统的功能并没有"排毒"一说，淋巴回流障碍临床上倒是存在的，但其表现为淋巴水肿，即相关引流区域的肢体或器官的肿胀，可见于外伤、感染、癌症的手术或放疗等。因此，所谓的"淋巴排毒""疏通淋巴"治疗乳腺增生、囊肿甚至纤维腺瘤，都只不过是商家制造的概念，大部分消费者并不需要"疏通淋巴"，相反，错误的治疗可能会损伤淋巴功能。当然，针灸、推拿和理疗都是中医治疗乳腺病的重要方法，但建议到正规中医院接受规范的诊治。（吴代陆）

腋下多余的那坨肉是什么？

夏天来了，李小姐很苦恼，因为她的腋窝部位总是有坨多余的肉，显得很奇怪，尤其穿吊带衣裙就会很难看，请教了乳腺科医生后，李小姐恍然大悟，原来是"副乳腺"在作怪。

1. 什么是副乳腺？

很多人可能第一次听到这个名词。它是指在胸前区正常两个乳房以外的多余乳腺，是乳房先天性发育畸形，医学上叫多乳症。人类在胚胎时期和哺乳动物一样，从腋窝一直到腹股沟内侧的两条"生乳线"上有6~8对乳腺的始基，到出生前，除保留胸前的一对外，其余的都退化了。如果没有完全退化，就会遗留多乳头、多乳房的现象，

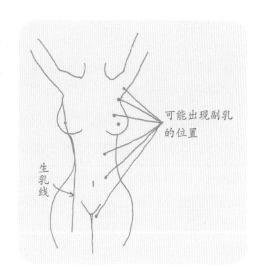

可能出现副乳的位置

生乳线

医学上称为"副乳腺"。它可以说是一种返祖现象,最常见的部位是在腋窝部。发病率是4%左右。

2. 副乳腺也会发病?

临床上副乳腺可分为完全型和不完全型两种。腺体、乳头、乳晕俱全的为完全型,否则为不完全型。副乳腺和正常乳腺一样受内分泌影响,完全型副乳在月经前与正常乳腺一样会有肿胀的感觉,在妊娠期或产后哺乳期可明显增大,并可有乳汁溢出。副乳腺可以发生和正常乳腺一样的疾病,如炎症、增生、积乳囊肿及良恶性肿瘤。(童彩玲)

文胸能调整胸型吗?

文胸真的能调整胸型吗?"调整型文胸"比普通文胸更好吗?有不少女性愿意斥"巨资"买件几千甚至上万元的文胸,真的值得吗?

乳房的外观主要考虑大小和外形两个因素。乳房是由皮肤、皮下脂肪及腺体组成,乳房的大小主要是由腺体的多少和脂肪的厚度决定的。前者自青春期发育后就已经决定了,可算一种先天因素;后者主要受皮下脂肪,说白了就是胖瘦的影响。

乳房的外形,即乳房挺立或下垂、聚拢或外扩,主要受乳房悬韧带的影响。哺乳后乳房悬韧带松弛,出现乳房下垂,就是这个道理。此外,乳房的外形还受乳房内腺体分布的影响。乳房上半部分腺体量较多的女性,自然站立状态下乳房外形相对比较圆润;相反,若下半部分腺体量比较多,则乳房看起来不及前者饱满。

文胸对于乳房,只是一种物理的调节作用,也就是说它既不能促使乳房体积增大,也无法调节乳房悬韧带的松紧,更无法影响乳房内腺体组织的重新分布。它只能作用于乳房外部,佩戴时暂时性改变了乳房外观。因此,所谓"调整型文胸",也不过是在穿衣时起到乳房外观内收挺拔的作用,并非使乳房外形真正得到改变,即使长期佩戴,也无法真正起到调整胸型的作用。

此外，一些女性为了调整胸型，喜欢佩戴过紧的文胸，殊不知，这会对乳房造成很大的伤害。中医认为，足厥阴肝经与乳腺的关系非常密切。文胸如果过紧就会压迫肝经，导致肝经气血不畅，可能会引起乳痛等乳房疾患。因此建议文胸应松紧适度，不要刻意佩戴过紧的文胸。（石新蕾）

乳腺体检选择彩超还是钼靶？

乳房肿瘤在早期并无明显临床症状，要早期发现必须借助影像学技术。彩超和钼靶，是目前最常用的乳房体检手段，广大女性朋友去体检，往往会有疑问：选择彩超还是钼靶？

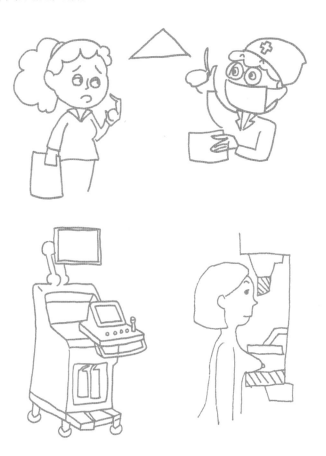

1. 钼靶，有哪些独特优势？

钼靶是乳腺的X线检查，可提高早期乳腺癌的发现率，对改善乳腺癌预后具有重要意义。

钼靶检查的特点是可以发现细小的钙化灶，对以钙化灶为主要表现、肿块不明显的乳腺癌具有无法替代的优势。但其敏感度受乳腺组织的密度、患者年龄影响，对于密度高、年轻女性的乳腺，钼靶的敏感度较低。此外乳房病灶的部位也会影响其检查效果。35岁以下女性的乳腺对X射线较敏感，易受损伤，有潜在致癌的风险。所以不是所有人群均建议钼靶检查，对于40岁以上人群才可以明确推荐。

2. 彩超更常用，特点在哪？

彩超作为国内医生更常用的检查方法，其特点是对囊性及实性病灶的鉴别准确率高，敏感度不受乳腺密度及年龄影响，对致密腺体中的病灶显示更清楚，可观察病灶内部及周围的血流信号，对良性、恶性肿瘤的鉴别亦有较高的准确率，还有无创伤、无痛苦且经济简便等优点，对年轻女性、妊娠哺乳期女性均无禁忌，对乳房各部位病灶、腋窝异常淋巴结不易遗漏。

3. 彩超还是钼靶，如何选择？

与欧美人群不同，我国女性乳房体积偏小，腺体致密，乳腺癌高发年龄为40~50岁，因此彩超检查更有优势，是乳腺癌筛查及健康人群体检的首选方法。钼靶作为乳腺癌筛查手段，建议应用于40岁以上女性。对于≤35岁且无明确乳腺癌高危因素，或临床检查未见异常的女性，不建议常规行钼靶检查。（吴代陆）

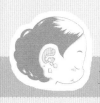
乳腺如何自检你学会了吗？

乳房位于体表，一旦出现异常或发生肿瘤，比较容易发现，自检对早期发现乳房疾病十分重要。

1. 如何进行乳房自检？

（1）看：洗澡前脱去上衣，明亮光线下，站在镜子前分别做两臂上举和叉腰动作，留意看：①皮肤是否有皱褶、凹陷、橘皮样；②两侧乳头是否对称，有无回缩或凹陷；③乳晕颜色有无改变或湿疹样变。

（2）摸：端坐（上半身放松）或平卧（肩部稍垫高），左手触摸右侧乳房（右手触摸左侧乳房），以食指、中指和无名指的指腹（手指掌面）平贴

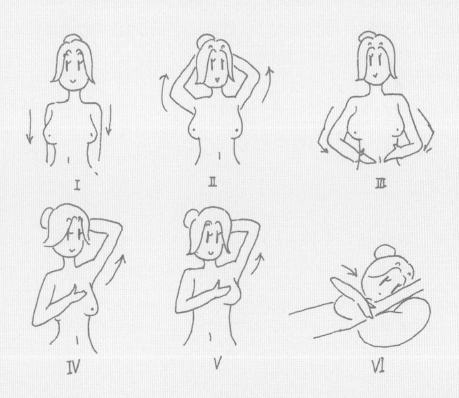

Ⅰ　　　　　Ⅱ　　　　　Ⅲ

Ⅳ　　　　　Ⅴ　　　　　Ⅵ

乳房，轻柔触按，将乳房以乳头为中心画水平和垂直两线，分内上、外上、外下、内下4个象限，以顺时针或逆时针进行触摸，感受乳房内腺体是否分布均匀，有无肿块。最后检查乳头、乳晕，手指轻轻挤压，观察有无液体自乳头溢出。

2. 乳房自检要注意什么？

触摸手法是关键，不要用手指抓捏乳房，以免将乳腺组织误认为肿块，自检时间为月经干净后3~10天，怀孕或绝经后选择容易记住的日子。

如发现乳房或腋窝肿块；乳房大小、形状或颜色改变；乳头流出血色或黄色液体；乳房或乳头皮肤改变，如橘皮状、有皱褶、鱼鳞状、发红；乳房某个地方与其他部位明显不同，应尽早去医院就诊。

3. 只要自查就可以了吗？

18岁以上女性建议每月1次自查；18~25岁除自查外，每1~2年行乳腺彩超1次；大于25岁每年行乳腺彩超1次；大于40岁每年行乳腺彩超1次，每1~2年行乳房X线检查1次；有乳腺癌家族史人群每6~12个月接受医生检查1次；既往有良性肿瘤、结节或囊肿病史，建议3~6个月或遵医嘱复查乳腺彩超。因此，只靠自查是不够的。（陆宇云）

第 **2** 章 乳房良性疾病

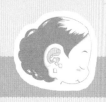

一、乳腺增生

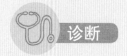

什么是乳腺增生？

乳腺增生是一种女性常见的良性疾病，多见于25~45岁的女性，据统计70%~80%的女性有不同程度的乳腺增生。那么，什么是乳腺增生？

乳腺增生既不属于肿瘤，也不属于炎症，而是一种预后良好的良性增生性疾病。多表现为乳房疼痛和乳房肿块，乳房肿痛与月经周期及情绪变化相关。大多数学者认为，乳腺增生的发生主要与内分泌激素失调相关。乳房是性激素作用的靶器官，女性的乳腺和子宫内膜一样，受内分泌激素影响，每个月都在经历增生和复原的改变，如果在增生和复原过程中，有个别乳腺小叶复原得不好，维持增生的状态，就会造成乳腺组织结构紊乱，出现乳房结节与疼痛，此时，就会被诊断为"乳腺增生症"。因此，乳腺增生可分为生理性增生和病理性增生两大类。（童彩玲）

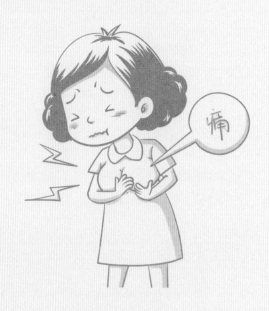

痛

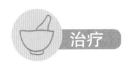治疗

乳腺增生需要治疗吗？

面对体检报告中的"乳腺增生"，有的人认为周围好多朋友都有乳腺增生，不用去理它；有的人则比较焦虑，特别是身边有人查出乳腺癌的，一心要把乳腺增生彻底治好。乳腺增生到底要不要治疗？

生理性乳腺增生，如单纯性乳腺增生症，又称乳痛症，表现为随月经出现周期性的乳房胀痛，也就是月经前乳房胀痛，月经后疼痛自行消失。这类增生属于人体的生理现象，在心情郁闷或压力过大的情况下这种生理现象会加重，情绪调整后多能恢复正常，几乎不会恶变，可以不治疗。

病理性乳腺增生为单纯性乳腺增生进一步发展，出现乳腺腺病或乳腺囊肿病，表现为持续性乳房疼痛和肿块，不随月经周期波动，需要到乳腺专科就诊。部分病理性增生有一定的恶变概率，需要定期随访或药物治疗。如果药物治疗效果不好，肿块比较硬或短时间内迅速增大，则建议做穿刺活检或手术。如果病理检查结果是不典型增生，其患乳腺癌的风险比正常女性高出4~5倍，需积极治疗。（童彩玲）

治疗乳腺增生，中医有何妙招

患了乳腺增生，西医对于没有恶变风险的患者以单纯观察为主，很少做治疗。治疗乳腺增生的西药非常有限，毒副反应也相对多，停药后症状反复的概率也比较大。中医防治乳腺增生历史悠久，方法很多，疗效优势明显。

在中医理念中，乳腺增生不是一种独立的疾病，而是全身机能失调的一个反应。治疗乳腺增生并不只是缓解乳房疼痛或缩小乳房肿块，而是调整身体机能，纠正患者亚健康状态。相当一部分乳腺增生患者伴随抑郁、易怒、失眠、便秘、月经不调、疲劳等症状。在我们中医治疗乳腺增生过程中，患

者不但可以缓解乳房疼痛，缩小乳房肿块，焦虑、失眠、月经不调、疲劳等症状也能好转。

中医治疗乳腺增生的方法有很多，常用方法有口服中药或中成药治疗、膏方调理、中草药外敷、熏蒸、乳房推拿按摩、针灸、乳房低频治疗仪理疗等。

口服中药煎剂起效快，缓解疼痛或缩小肿块疗效好，可以同时缓解失眠、便秘等乳腺增生伴随症状，但煎煮稍显麻烦。中成药缓解乳房症状效果较好，服用方便，但缓解乳腺增生伴随症状疗效稍差，常用的中成药有疏经方片、调经方片及乳通合剂。膏方是一种具有高级营养滋补和治疗作用的中成药，它以多味中药材组成方

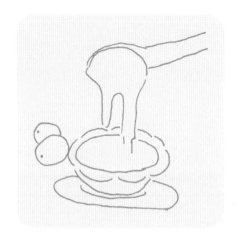

剂，经特殊工艺制成的稠厚状半流质或膏状剂型，治疗起效稍慢，但效果持久，在治疗的同时能补虚，适合体质较虚弱的患者，常用膏方有疏肝消癖方。药物外敷主要起到局部治疗的作用，缓解乳房疼痛效果较好。不愿服药的患者还可以采用针灸、按摩及点穴等治疗，缓解乳房症状的疗效可靠，也可以调理身体。（谢丹）

乳腺增生不吃药行吗？

乳腺增生是临床常见的乳房疾病，多表现为乳房疼痛伴肿块，乳房肿痛与月经及情绪相关，目前治疗乳腺增生比较常用的方法是药物内服，但药物内服存在口感不好，疗程长等不足。其实，除了吃药，外治法也是乳腺增生常用的治疗方法。

1. 针灸、刺络拔罐。

中医认为，乳腺增生与肝经及脾经、胃经、胆经等经络气血运行不畅密

切相关，因此，可以通过选取相应经络的穴位进行针灸治疗。例如乳房下方疼痛往往与足厥阴肝经相关，可以选取肝经的乳根、期门等穴位进行治疗，对于疼痛部位固定或疼痛较剧烈的患者可以选择刺络拔罐，活血通络止痛效果更加明显。

2. 中药外敷。

应该根据患者的体质情况选择相应的外用中药。肝郁气滞可以选择木香饼；肝郁化热，乳房肿痛明显的可以选用加味双柏散等。在此基础上可以根据患者不同的中医证型及临床表现，随证加减，调制成膏药局部外敷，收效甚佳。

3. 中药熏蒸。

乳腺是一个体表器官，人体经络也遍布周身，通过中药蒸汽的热效应，可疏通腠理，温通经络，使药物直达病所，行气活血，通络止痛。

4. 按摩疗法。

按摩疗法也是中医外治的重要疗法，通过手法对相关穴位、经络的刺激起到调畅气机、通络止痛的效果。需要强调的是按摩必须针对患者的体质、病机选择相应的手法及穴位，否则适得其反。

5. 低频脉冲电疗法。

该方法可改善血液循环，并通过穴位和神经末梢把生物电信号传至脑垂体，调节内分泌，释放内啡肽，起到镇痛的效果。

6. 其他理疗方法。

红外线治疗、激光疗法对乳腺增生所致的疼痛、肿块也有很好的缓解效果。（吴代陆）

乳腺增生要手术吗？

乳腺增生是发生在乳房的非肿瘤、非炎症类疾病，临床上表现为周期性的乳房肿块、疼痛等。临床上大部分乳腺增生能通过中医药治疗取得很好效果，但部分情况下还是需要手术参与。

1. 乳房肿块迅速增大。

如果发现乳房肿块在月经来潮后没有缩小反而有逐渐增大趋势，就应尽快到乳腺专科就诊，必要时进行手术切除，以明确病理诊断。

2. 乳房无痛性肿块。

乳房无痛性肿块常见于乳腺肿瘤性疾病，例如乳腺纤维腺瘤及乳腺癌，常常与乳腺增生合并存在。因此，发现乳房无痛性肿块时，应尽早就医，必要时进行手术治疗，以明确肿物的性质。

3. B超提示乳房肿块边界不清，并伴有丰富血流信号。

乳腺增生结节在B超上表现为实性低回声肿块，通常边界较清，周边没有或可见少量血流信号。若B超提示乳房肿块边界不清，伴有丰富血流信号，就必须高度警惕乳腺癌的发生。对临床触诊清楚的乳房肿块，可选择开放手术切除活检；对临床触诊不清的乳房肿块，则可选择微创手术方式活检。

4. 乳房囊实性肿物。

乳腺囊肿本身风险不高，在B超上表现为无回声。但少数乳腺囊肿也会合并肿瘤，常见的包括导管内乳头状瘤或乳腺癌，此时进行B超检查时回声会显示为无回声伴低回声，一旦发现囊肿内部出现实性肿物，就意味肿瘤风险较高，应该尽早进行手术治疗。

5. 绝经后出现的乳腺囊肿。

乳腺囊肿可发生在任何年龄，但以绝经前女性多见。绝经后由于雌激素水平下降，乳腺囊肿往往会逐渐萎缩甚至消失。因此，若绝经后女性发现乳房囊肿，须高度警惕是否由于恶性肿瘤阻塞导管而引起的，必要时可进行手术治疗。（陆慧敏）

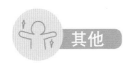 其他

为何要重视乳腺增生？

王女士43岁，被诊断为乳腺增生，伴有不规律的乳房疼痛，曾到多家医院就诊，有的医生认为定期检查就可以了，不需要治疗；有的医生建议服药治疗；有的医生甚至建议手术……

从西医的角度来说，判断乳腺增生需不需要治疗以及如何治疗主要的依据是患者的增生是否有较高的乳腺癌风险：如果近期风险较高，可以选择手术治疗；如果远期风险高，可以选择服用三苯氧胺等药物进行预防，通常服用5年。判断风险主要依据影像学诊断，例如钼靶、超声检查等，并结合是否有乳腺癌家族史、是否合并BRCA基因突变等等，这些标准包含一定程度的主观成分，不同的医生解读可能不一致。

在中医看来，乳腺增生的临床表现：乳房肿块、乳房疼痛等不是单纯的乳房问题，而是机体气血阴阳不和，脏腑功能紊乱的表现。因此乳腺增生的患者除了乳房症状外还常常伴有情绪失调、睡眠欠佳、头痛、胃肠道不适、月经失调等等一系列全身症状，这是机体给我们发出的信号，我们应该及时给予相应的治疗，使机体恢复"和"的状态，这种调整的获益不仅限于乳房疾病，很多患者经过治疗，在乳腺增生改善的同时，情绪、睡眠、胃肠道功能都好转了，机体恢复到健康的状态。

乳腺癌好发年龄为40~60岁，其中一部分患者有乳腺增生病史。临床认为乳腺癌的发生有以下路径：乳腺单纯增生→囊性增生→不典型增生→乳腺癌，因此，重视乳腺增生的防治对预防乳腺癌有非常重要的现实意义。临床应该发挥中西医各自的优势，在乳腺增生的不同时期采取不同方法，大部分乳腺增生通过中医的方法治疗就可以有满意的效果，部分经影像学评估乳腺癌风险较高的病灶可以选择手术治疗。（黄梅）

乳腺增生不治会变癌？

说起乳腺增生，大家比较担心的问题就是：乳腺增生到底会不会变乳腺癌？其实，乳腺增生既不是炎症也不是肿瘤，而是一种预后良好的良性增生性疾病，是一种女性常见的乳腺良性病变，多见于25~45岁的女性。

20世纪末，人们对乳腺癌的发生提出了"多阶段发展模式"的假说，也就是"正常→增生→非典型增生→原位癌→浸润性癌"的发展模式，引起了人们对"乳腺增生是否会癌变"的恐慌。现实生活中，患乳腺增生多年一直没太重视，结果一检查发现乳腺癌的例子也并不少见。这是为什么？乳腺癌都是乳腺增生恶变的吗？不全是。

首先，可能是因为临床上部分乳腺增生和乳腺癌两者合并出现，乳腺增生的过程中掩盖了乳腺癌的临床症状（没发现）；其次，可能是两者都表现为乳房肿块，症状比较相似，没有引起足够的重视，未行进一步检查；最后，才是部分乳腺增生发生了恶变。所以，乳腺增生发生癌变的概率并没有我们听说的那么高，即使查出乳腺增生，其发生恶变的概率也不相同。

乳腺增生可分为生理性增生和病理性增生两大类，不同类型的乳腺增生其发生乳腺癌的风险是不同的。生理性增生能自行好转，几乎不会恶变，可以不治疗；部分病理性增生有一定的恶变概率，故需要随访或药物治疗，甚至手术治疗。尤其是病理检查结果是不典型增生，其患乳腺癌的风险比正常女性高出4~5倍，需积极治疗。

因此，乳腺增生不治是否会变癌，不能一概而论。查出乳腺增生，首先应排除乳腺癌；其次，应明确是生理性增生还是病理性增生，病理性增生需要随访，部分需要药物治疗，甚至手术。（童彩玲）

哺乳过就不会乳腺增生了吗？

"医生，我都坚持哺乳半年以上了，为什么还会乳腺增生？不是哺乳吸通了就不会增生了吗？"很多女性都以为哺乳时间足够长的话，以后都不会再发生乳腺增生。其实这种观点是非常片面的！

乳腺增生发病原因主要是内分泌激素失调。所以乳腺增生是与自身内分泌激素失调有关的，无论有无哺乳，只要内分泌激素失调的状态未改变，乳腺增生是仍然可能会发生的。

中医认为，乳腺增生类疾病是由于易躁易怒易忧、情志不畅、肝气郁结、焦虑上火或肝火太盛，肝脾之气瘀结而成。这也是与本身情志变化或脏腑功能紊乱密切相关的，所以只要有这些诱因存在，乳腺增生类疾病就会时有发生，与是否哺乳过无关。

当然，怀孕和哺乳对防治乳腺增生的确是有好处，哺乳对乳腺功能是一种生理调节，适当哺乳对乳腺是有利的。乳腺增生的妈妈，如果能坚持喂奶甚至可以增加喂奶的次数，不但不会影响宝宝的喂食，也不会加重乳腺增生的病情，还可以促进乳房康复，有效缓解乳腺增生的病情。而对于没有乳腺增生的妈妈来说，哺乳能在一定程度上起到预防乳腺增生的作用。只有极少数女性在哺乳期会出现乳腺增生加重的情况。

目前大概70%的女性朋友患有乳腺增生，因此面对乳腺增生的问题要正确认识，时刻让自己保持精神乐观、心情舒畅。建议大家可以采用中医中药、中医理疗的方法，进行针对性的综合治疗，既安全又有效。（李军）

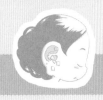

二、乳房良性肿瘤

（一）乳腺纤维腺瘤

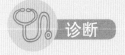

什么是乳腺纤维腺瘤？

乳腺纤维腺瘤是由腺上皮和纤维组织两种成分混合组成的良性肿瘤，好发于青年女性，与患者体内性激素水平失衡有关。本病还有腺纤维瘤、腺瘤之称，是由于构成肿瘤的纤维成分和腺上皮增生程度的不同所致。上述三种分类只是病理形态学方面的差异，其临床表现、治疗及预后并无不同，故统称为纤维腺瘤。

乳腺纤维腺瘤好发于乳房外上象限，呈圆形或卵圆形，临床多见1~3cm，生长缓慢，妊娠或哺乳期时可增长较快。极少数青春期发生的纤维腺瘤会在短时间内迅速增大，直径可达8~10cm，称为巨大纤维腺瘤，仍属良性肿瘤。（李军）

得了乳腺纤维腺瘤怎么办？

小王最近很苦恼，原来是洗澡时发现乳房里长了个肿块，虽说不痛不痒，但还是很担心，怕是乳腺癌。细心的妈妈发现了小王的异常，了解情况后，陪女儿去医院，检查发现原来是乳腺纤维腺瘤。医生说是良性肿瘤，但妈妈还不明白：为什么女儿这么年轻就长了所谓的"肿瘤"？今天我们一起来聊一下乳腺纤维腺瘤这个话题。

乳腺纤维腺瘤是女性常见的乳腺良性肿瘤，好发于20~25岁的年轻女性。乳腺纤维腺瘤通常生长缓慢，没有任何感觉，很多时候是无意中发现乳房里有一个不痛的、滑来滑去的肿块，然后到医院做检查，被告知是乳腺纤维腺瘤。15%~20%的乳腺纤维腺瘤为多发性，也就是一侧或两侧乳房里长了不止一个瘤子。

乳腺纤维腺瘤由纤维组织和腺上皮组成，它的形成与雌激素水平失衡，或者局部乳腺组织对雌激素过度敏感相关。雌激素水平相对或绝对升高，雌激素的过度刺激可导致乳腺导管上皮和间质成分异常增生形成肿瘤。

手术是治疗乳腺纤维腺瘤的最常用方法。那么，是不是长了乳腺纤维腺瘤就一定要手术？当然不是。一般来说，乳腺纤维腺瘤伴有以下几种情况，建议手术治疗：①肿块较大或肿块短期内增长迅速者；②怀孕前发现的乳腺纤维腺瘤，担心肿瘤在妊娠和哺乳期间增大；③绝经后发现的肿块或肿瘤伴危险信号：如肿块血流信号丰富、边界不规则，怀疑恶变者；④心理负担重，影响生活质量者。

对于肿瘤较小、多发或反复发作的乳腺纤维腺瘤，可服用中药或中成药治疗，以达到控制肿瘤生长、减少复发，甚至消除肿块的作用。部分肿瘤较小、生长缓慢的乳腺纤维腺瘤患者，也可以不吃药，仅做定期观察。（童彩玲）

乳腺纤维腺瘤，切除开放手术或微创手术？

乳腺纤维腺瘤有时候需要手术治疗，目前主要有两种手术方式：开放手术及微创手术。今天就和大家简单聊一聊这个话题。

开放手术采用传统方法例如触摸等确定肿物的位置，切开腺体组织，把埋在腺体中的肿物找出来，用手术刀切除肿物。优点：①止血效果好，术后出血少见；②对大肿块的切除效果好，不易出现肿物残留；③腺体缺损得到修补；④价格便宜。缺点：①切口偏长，美容效果稍差，瘢痕体质者疤痕明显；②肿块越小，手术难度越高（当肿物太小而无法触及时，手术会因为找不到肿块而无法进行）；③手术时间偏长，一般需要30~60分钟；④伤口愈合不良及伤口感染的风险较微创手术略高。

微创手术是医生在术中用B超确定肿物位置、全程监测肿物切除过程并确定肿物是否切净，用针式旋切刀切除肿物的手段。优点：①切口小，美容效果好；②对触摸不到的小肿块也能准确定位切除；③手术时间短，一般不超过30分钟。缺点：①止血效果略差，出现术后血肿及皮肤瘀斑的风险较开放手术高；②当肿块直径≥3cm时，微创术后出现肿物残留的风险升高，术后腺体缺损得不到修补；③当肿物的位置贴近皮肤时，微创手术有损伤皮肤的可能；④当肿块合并比较大的钙化灶时，容易损伤旋切刀导致手术无法进行；⑤术后的加压包扎因为束缚较紧，会引起患者不适；⑥手术费较高。

综上所述，对美容要求高、肿块小而分散、瘢痕体质的患者适合选择微创手术；凝血功能不全、大肿块、肿块周围有粗大血管、肿块位置贴近皮肤、肿块合并有粗大钙化的患者宜选用开放手术。（谢丹）

乳腺纤维腺瘤越切长得越多？

"医生，纤维瘤切了以后还会不会再长，甚至长得更多啊？"经常有患者提出这样的问题，担心切了一个乳腺纤维腺瘤反而会引发更多的纤维腺瘤再长，其实这种担心是没有必要的，因为纤维腺瘤切除后会不会再生长，跟手术、手术方式关系不大，而是和患者自身有关。

1. 哪些因素导致纤维腺瘤再生？

（1）性激素水平失衡。乳腺纤维腺瘤好发于青年女性，与患者体内性激素水平失衡有关。所以患者切除纤维腺瘤后还会不会再生，与自身性激素水平是否失衡密切相关。如果体内性激素水平处于失衡状态，那么再生纤维腺瘤的概率就会升高。

（2）术前就是多发性纤维腺瘤，手术切除只是切除较大的有必要切除的纤维腺瘤，而不是把所有的纤维腺瘤全部切除，所以有一部分较小的没有切除的纤维腺瘤存在再增大的概率。

2. 怎样减少纤维腺瘤的再生？

要想减少纤维腺瘤的再生，最重要的是调整体内性激素水平的失衡状态。

（1）保持心情愉快，中医认为肝郁、肝火旺，气血瘀滞是导致乳腺纤维腺瘤疾病的主要因素。情志不畅，胸口会堵得慌，所谓不通则痛，不痛则通。因此请女性朋友尽量少生气，要学会疏导自己的不良情绪。

（2）注意避免进食烟熏、火烤和油炸的食物，特别是烤煳焦化的食物，以及一些含有激素的食物和保健品。

（3）注意生活规律，适当体育锻炼，不要熬夜，每天保持6~8小时的睡眠，要养成早睡早起的良好习惯。

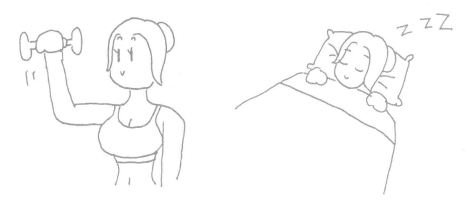

中医认为，纤维腺瘤的产生是气、痰、瘀在乳房的积聚。因此，通过理气活血、化痰软坚等方法可以起到好的治疗效果，对于多发纤维腺瘤或纤维腺瘤反复发作的患者建议尝试中医药治疗。（李军）

乳腺纤维腺瘤反反复复怎么办？

"医生，为什么我做了乳腺纤维腺瘤手术，现在乳房上又长了肿块，是复发了吗？是不是又要开刀啊？"乳腺纤维腺瘤是女性常见的乳房良性肿瘤，手术是乳腺纤维腺瘤最常用的治疗方法。那么，乳腺纤维腺瘤做了手术是不是很容易复发？

事实上，大多数纤维腺瘤切除后不会复发。那为什么有的人切了又长，这是复发吗？很多所谓的"复发"其实是"新发"。一些乳腺纤维腺瘤患者手术后，可能会在乳房其他部位或邻近原手术区再长出新的病灶，这不能称之"复发"，而是"新发"。这种新发的肿瘤与原先肿瘤切除没有直接关系，换句话说：即使不切除也还是会长的。另外，15%~20%的纤维腺瘤为多发性，也就是一侧或两侧乳房里长了不止一个瘤子。可能当时行乳腺纤维腺瘤手术时，乳房内另有比较小、未被发现的瘤子，以后逐渐长大而被发现。

乳腺纤维腺瘤反反复复，给年轻患者造成较大的心理压力，并造成身心的困扰。那么，该怎么办？

1. 预防。

首先，应保持良好心态：少生气、少发脾气，不要过于紧张。中医认为情志不畅、肝气郁结、气滞血瘀是乳腺纤维腺瘤发病的主要因素。乳腺纤维腺瘤是乳房常见的良性疾病，即便是多发、再发、复发，纤维腺瘤恶变的概率是很低的。其次，应改变饮食习惯：少吃油炸、高热量、高脂肪食物；少吃辛辣刺激食物；多吃蔬菜、水果、豆制品、菌类、木耳和粗粮等。

2. 治疗。

对于肿瘤较小、多发或反复发作的纤维腺瘤，可服用疏肝理气、化痰散结的中药或中成药，以达到控制肿瘤生长、减少复发，甚至消除肿块的作用。部分肿瘤较小、生长缓慢的乳腺纤维腺瘤患者，也可以不吃药，仅做定期观察。（童彩玲）

乳腺微创手术后要注意什么?

乳腺微创手术是在B超引导下，进行乳腺组织微创切除，具有定位准确、切除病灶完全、腺体组织损伤少、术中出血少、术后恢复快、几乎无瘢痕等优点。那么，乳腺微创术后需要注意什么呢？

1. 手术后。

①手术返回病房后应卧床休息，如无特殊情况，即可正常饮食，避免辛辣刺激饮食，宜清淡易消化；②应注意伤口的包扎是否结实，如有松动应告知医生及时重新包扎，这是预防和减少局部积液、血肿、瘀血等并发症的重要措施；③术后伤口少许疼痛为正常现象，如出现局部胀痛或刺痛明显，局部皮肤出现瘀紫等颜色改变或伤口敷料出现渗血、渗液等情况，请卧床休息并立即告知医护人员。

2. 出院后。

①出院后1周内，注意保持伤口的清洁干燥，禁止淋浴，避免洗衣服、抱小孩等负重工作，如出现伤口出血、局部红肿、疼痛剧烈等异常情况，请及时到医院就诊；②1个月内，勿进行剧烈运动，如游泳、打球等，活动应循序渐进，避免力度过大影响切口愈合，患侧上肢1个月内不提重物；③出院后及时返院复诊，复诊时间一般为术后1个月、3个月及半年，术后3个月需行乳腺彩超检查，月经干净后3~7天复诊为佳，定期对乳房进行自我检查，发现肿块及时诊治；④注意均衡饮食，多吃新鲜蔬菜、水果，限制动物性脂肪及糖类的摄入，少吃高脂肪、高蛋白食物，避免食用富含激素类的保健品及药品，如雪蛤膏、蜂王浆、羊胎素、燕窝、避孕药等；生活规律，加强锻炼，可做中医保健操，如太极拳、八段锦等，保持开朗乐观的心态，避免过度劳累，保证充足睡眠。（周坚）

乳房微创术后，中医理疗帮你忙

随着现代医疗技术的发展，越来越多女性选择乳房微创手术，因为它具有无疤痕、手术时间短、术后恢复快等优点。其实微创手术也存在出血风险高，易形成血肿、局部硬结等不良反应。怎样才能更好、更快地促进术后恢复呢？现在介绍几种中医理疗方法：

1. 药灯理疗。

也就是中药外敷加红外线照灯疗法。我们采用活血化瘀散结的中药外敷于乳房局部，同时给予红外线照灯，借助红外线温通的力量，使药力渗透于创面，加速瘀血、硬结吸收，促进局部组织恢复。

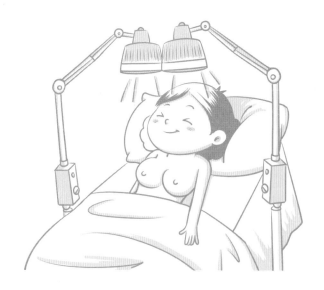

2. 激光理疗。

采用光量子激光治疗仪，发射特定波段的激光能量作用于患处，有消炎、解痉、镇痛作用。激光理疗主要针对术后局部反复疼痛者，或局部伤口红、肿或伴有感染者，通过光波对人体组织的作用，促进血液循环和组织代谢，加速组织再生能力和组织细胞活力，从而加速炎症产物及代谢产物吸收，起到消炎镇痛作用。

3. 药物微波治疗。

首先采用中药湿敷于患处，根据患者症状、体质的不同，我们备有活血化瘀散、疏肝散结散、温经通络散等，用相应药水湿敷于患处，再采用不同波段的微波仪作用于患处从而达到消肿散结、止痛的目的，对术后乳房胀痛、乳腺增生或乳腺炎引起的胀痛都可以起到很好的作用。

4. 中频治疗。

采用不同的频率波段直接作用伤处，刺激神经产生抑制反应，或兴奋肌肉组织，从而达到止痛或通经的目的。

除了以上这些安全有效的理疗之外，我们还有中药熏蒸治疗等方法。现

在市面上也有各种各样的理疗设备，建议患者还是到专业的医学理疗室进行康复理疗，以免耽误病情。（李军）

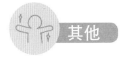 其他

乳腺纤维腺瘤会癌变?

"医生，我乳房长了纤维腺瘤，要不要立刻切除啊？不切的话会不会癌变啊？"在这样"谈癌色变"的年代，患者经常有这样的疑问，良性的纤维腺瘤到底要不要立刻切除，乳腺纤维腺瘤到底会不会癌变，什么时候会癌变？那么今天我们就来剖析一下这个问题。

明确地说，纤维腺瘤恶变成纤维肉瘤或乳腺癌者极少见，大概为1.5‰。那到底是哪一部分人会那么不幸运呢？

（1）通常如果在病理检查时发现患者的乳腺纤维腺瘤存在明显的导管上皮增生，甚至出现不典型增生，建议今后要密切关注以防癌变，当然这是要纤维腺瘤切检后做病理检查才能知道的。

（2）在女性怀孕期间，纤维腺瘤突然长大，出现癌变的概率会增加。

（3）40岁以上女性，尤其是绝经前或绝经后出现纤维腺瘤者，癌变危险性也会增加。

（4）乳房同一位置反复出现良性肿瘤者，也要特别小心。

（5）长期内分泌紊乱的女性，如合并妇科或甲状腺疾病以及部分长期服用免疫抑制剂的妇女，纤维腺瘤癌变的概率也会增加。

综上所述，乳腺纤维腺瘤的患者不用恐慌，但也需要重视，定期乳房体检，听从乳腺专科医生建议即可。（李军）

（二）导管内乳头状瘤

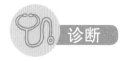 诊断

什么是乳头溢液？

"医生，我去美容院按摩，她居然从我乳头那里挤出水了！"白小姐今年36岁，到美容院按摩时发现左侧乳头溢液。经检查发现，按压白小姐左乳晕外侧，可见乳头单孔红色血性溢液。

那么，什么是乳头溢液？ 乳头溢液是指一侧或双侧乳头、一个或多个导管的溢液，溢液可呈水样、淡黄色、乳汁样、脓性或者血性的。

并非所有的乳头溢液都是乳腺癌导致的，可能是以下原因：①双侧乳头、多孔水样或淡黄色溢液，多见于乳腺增生、乳腺导管扩张症等良性病变。②双侧乳头乳汁样溢液，排除妊娠和哺乳期，多见于垂体微腺瘤、原发性高泌乳素血症，或者服用药物导致泌乳素升高所致。③脓性溢液多见于乳腺炎。④一侧乳头、单孔血性溢液，多见于导管内乳头状瘤，或乳腺癌。（陆慧敏）

乳头溢液如何鉴别病因？

王女士已经结束哺乳2年多了，可是乳房还有奶水溢出，去医院一检查原来是垂体微腺瘤造成的。乳房溢液是乳腺科常见的临床表现，常见的乳头溢液有以下几种：

1. 乳白色奶汁样溢液。

非哺乳期女性出现乳汁样溢液，最常见原因为高泌乳素血症，需检查血液中泌乳素（PRL）水平。如泌乳素过高，还需行脑垂体磁共振检查，以排查是否为脑垂体微腺瘤引起。哺乳结束后1年内如乳头有少量乳白色溢液，多为正常；如超过1年仍有溢液，则需就医。

2. 血性或咖啡色溢液。

最常见的原因为乳腺导管病变，如导管内乳头状瘤、导管内癌或乳腺导管炎症。出现这种溢液，必须尽快至医院就诊，必要时行乳腺导管镜检查以协助明确溢液原因，尤其是绝经后女性患者。

3. 澄清透明溢液。

可为无色、黄色或绿色，常见于乳腺导管扩张症、纤维囊性乳腺病，行B超检查往往可发现患侧乳房乳头后方导管扩张。此种溢液属于乳腺增生病的范畴，行常规彩超、钼靶等检查排除其他病变后，无需过分担心，可用中药调理配合理疗治疗。

除了观察颜色，我们还要重视溢液部位，例如单孔溢液往往与肿瘤或炎症相关联，而双乳多孔溢液与乳腺增生、乳管扩张、高泌乳素血症相关。

综上所述，乳头出现溢液，首先应鉴别溢液原因。如近期新出现溢液，无论是哪种溢液，都建议尽快至医院就诊。其中单孔血性或咖啡色溢液最应受到重视，需配合乳腺导管镜检查，必要时行手术活检。乳白色奶汁样溢液如为垂体微腺瘤引起，还需到脑外科就诊，以确定治疗方案。（石新蕾）

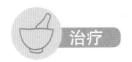 治疗

乳头溢液如何治疗？

对于一侧乳头、单孔血性溢液，且临床上未扪及乳房肿块的患者，建议行乳导管镜检查。乳导管镜能直观地观察溢液乳导管内是否存在肿瘤等占位性病变，具有无创伤、痛苦小、直观等优点。

若乳导管镜检查发现溢液乳导管内存在占位性病变，建议手术，明确是否存在乳腺癌等可能。如果是乳腺增生、导管扩张或乳导管炎症等引起的乳头溢液是可以通过中医药的治疗来缓解病情的。可以采用中药内服配合中医理疗、中药外敷、手法治疗等多种中医药综合治疗的手段，特别是乳导管炎症，中药外敷及乳导管冲洗效果良好。因此，乳头溢液原因比较复杂，患者

应及时到乳腺专科就诊。（陆慧敏）

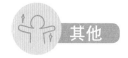 **其他**

乳头溢血就是乳腺癌?

"医生，我今早起床时，发现内衣上有血迹，挤压右侧乳头会出血！会不会是乳腺癌？"小王焦虑地向医生诉说着病情。面对乳头出血，相信多数女性都会比较恐慌。那么，乳头为什么会出血？它与乳腺癌有关系吗？

成年女性的乳腺导管就像树枝一样分布，乳管通过乳头与外界相通。乳头溢液是指乳头某一个或几个乳管自发或挤压时有异常液体（浆液性、水样、血性）溢出。女性在非哺乳期发生的乳头溢液，多属病理现象。它在乳房疾病中发生率为7%~10%，仅次于乳房疼痛和乳房肿块。

乳头溢血一般可见于以下几种情况：①导管内乳头状瘤，如果其增长速度较快、质地较脆时，常容易发生出血；②乳腺癌，发生在导管内的乳头状癌或浸润性癌，侵犯大导管，可有血性溢液；③少数乳腺增生病、乳腺导管扩张综合征及乳房部的炎症亦可引起血性溢液。因此，乳头溢血是乳腺导管内出了问题，但大部分是因乳管内长了良性的导管乳头状瘤，10%~15%是乳腺癌引起，且大部分是导管内癌，非常早期。当然，也不排除乳腺导管扩张和乳房部位的炎症等其他疾病所致。

那么，乳头溢血需要做什么检查？对乳头溢血的患者，医生一般会建议先做乳房超声波检查和乳房X线检查。如果两项检查都没发现异常，是不是表示乳房没问题呢？当然不是，也可能是因病灶太小，这时需要进一步行乳管镜检查。通过溢血的乳管开口，插入一条极细的光纤，如同黑暗隧道中的一盏明灯，它能清晰地观察到乳管管壁和管腔内的微小病变。也可以将乳头溢液进行涂片，行病理细胞学检查，看有没有恶性肿瘤细胞。

所以，面对乳头溢血，大家无需过度恐慌，多数情况下可能是导管内乳头状瘤所致，但也不要轻视它，因为有10%~15%可能是乳腺癌引起的。（童彩玲）

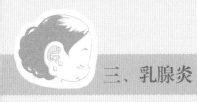

三、乳腺炎

（一）哺乳期急性乳腺炎

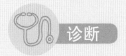 诊断

什么是哺乳期急性乳腺炎？

哺乳期急性乳腺炎是很多妈妈都会碰到的问题，今天我们就来解读一下。

急性乳腺炎初期阶段表现往往为积乳：哺乳期间，有些妈妈觉得夜间喂奶不方便，一晚上不喂奶，第二天乳房出现结块、疼痛并发烧，这就是积乳阶段，也是治疗的关键时期。治疗以疏通乳管，排除积乳为主，如果处理及时得当可以快速康复；如果3天内不能排出积乳，进入到下一阶段——成脓期的可能性就大大增加，一旦成脓，就会表现出高热不退，乳房局部红肿疼痛加重并伴有乳管溢脓等，这时治疗以排脓为主，康复时间比较长；最后一个阶段就是排脓后创面愈合期，治疗主要以促进创面愈合为主。（李军）

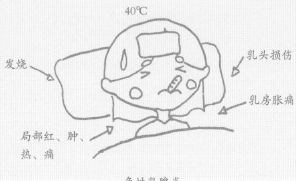

急性乳腺炎

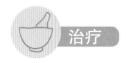 治疗

哺乳期急性乳腺炎如何应对?

1. 慎用抗生素。

急性乳腺炎是细菌感染引起的,理论上抗生素应用是一种可选的治疗方法,但哺乳期是一个特殊时期,妈妈服用的抗生素可以通过乳汁影响到婴幼儿,因此,抗生素必须慎用。抗生素中青霉素是安全的,但必须皮试预防过敏。应用头孢类及奎诺酮类等的抗生素期间是必须停止哺乳的,同时还需要在停药48~72小时后才能恢复哺乳。现在耐药菌比较多,因此最好根据脓液培养结果选择适合的抗生素。

2. 中医有什么好办法?

在初期积乳阶段,使用中药内服、外用加手法排乳,既安全又有效。在成脓早期,使用清热解毒的加味双柏散外敷,配合中药内服也可以让患者康复。进入成脓期,可以使用穿刺抽脓或火针排脓等方法避免切开排脓的创伤,同时内服中药帮助患者逐渐康复。排脓后创面康复期中医优势更加明显,通过外用生肌膏,内服托里消毒散等能促进创面愈合,尤为重要的是服用中药期间大多数妈妈可遵医嘱继续哺乳的。（李军）

乳腺管堵了热敷还是冷敷?

乳汁淤积,对每位哺乳期的妈妈来说都不陌生。热敷还是冷敷,到底该怎么选择呢?

1. 热敷有哪些作用?

热敷可以促进乳导管的扩张,改善血液循环,减轻疼痛,从中医的角度,可以起到温通乳络、行气活血的作用。无论从中医还是西医的理解,热敷对疏通乳汁都是有益的。许多临床研究也证实了采用热敷加上手法按摩,

对乳汁淤积或早期乳腺炎都有较好的疗效。

2. 冷敷更符合"热病寒治"？

支持冷敷的认为，乳腺炎的时候，乳房红肿热痛，热敷会增加本就升高的患乳肤温，还有引起炎症扩散的顾虑，而冷敷可以消肿、降低肤温。然而，中医看来，"寒主收引"，热敷确实可能有更好的通乳效果，但急性乳腺炎属于中医的热证，用冷敷的方法似乎又更符合"热病寒治"的观点。

3. 热敷还是冷敷，该如何选择？

在乳汁淤积发生的1~2天内，乳房局部红肿不明显，肤温尚未明显升高，也未出现发热恶寒等全身表现，这时可能未合并明显的感染，建议热敷后配合手法按摩，及时疏通乳汁，避免乳腺炎的发生。在乳腺炎的早期，局部红肿较轻，未出现脓肿典型的"波动感"，也可以使用热敷的方法帮助通乳。热敷可以选择热毛巾、热水袋，或者配合中医的膏药，热敷或红外线治疗可以促进药物的吸收，增强疗效。

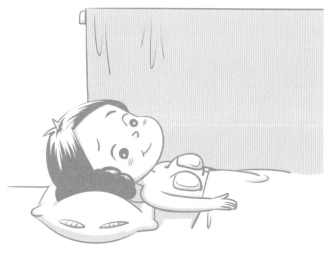

中药外敷

而局部红肿热痛较明显的患者，通常病程稍长，局部炎症反应较严重，通过手法按摩肿块难以疏通，可使用双柏散等清热解毒的膏药冷敷，外用药中可加玄明粉促进肿块的消退；还可以配合温热作用不强的激光治疗等减轻局部的炎症。最重要的一点，如果症状没有消退，请及时就诊。（吴代陆）

得了急性乳腺炎可以不吃药吗？

母乳含有丰富的营养物质，是婴儿最理想的食物，母乳喂养不仅有利于婴儿生长发育，还有助于母亲产后康复。但产后，特别是初产妇，由于哺乳经验不足、方法不当或者乳汁过多等，乳汁未能按时排空，容易导致乳汁淤积，发生急性乳腺炎。"得了急性乳腺炎，能不吃药，继续喂奶吗？"这是新妈妈们比较关心的问题。

急性乳腺炎初起多表现为乳房胀痛、乳汁难出或有结块，这种乳房结块其实是乳汁淤积造成的，最简单的方法是让婴儿吮吸，有很好的疏通作用。如果吮吸不通，可以考虑去医院，特别是中医院，多数可以不吃药，通过外治的方法得以疏通。那么，乳汁淤积有哪些外治方法呢？

（1）穴位及手法按摩。取膻中、乳根等穴位，并通过揉抓排乳的方法，轻轻从乳房四周向乳头方向进行按摩，可以疏通乳管、刺激排乳，促进乳房局部气血运行，对乳汁淤积患者通乳效果明显。切不可因疼痛而拒绝按摩或

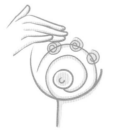

第1步　用食指、中指、无名指从外
　　　　向乳头方向打圈按摩乳房

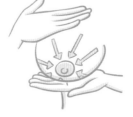

第2步　用整个手掌从底部向
　　　　乳头轻轻拍打乳房

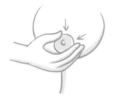

第3步　将拇指和食指放在乳
　　　　晕周边，轻轻挤压

第4步　拇指和食指从不同方向按
　　　　压乳房以彻底排空乳汁

吸乳，致使乳汁不能排出，淤积加重而发生乳腺炎。需要注意的是，乳腺管的出口在乳头，不按照乳腺走向，胡乱揉一通，不仅不能帮助乳汁顺利排出，甚至会造成淤积加重、乳腺管破裂。

（2）中药外敷。可以用双柏散、金黄膏等清热解毒膏药外敷，中药外敷时最好同时配合红外线灯照射治疗。

（3）通过针刺足三里、内关穴，王不留行籽耳穴贴压以及激光治疗等方法，疏通经络、通乳消肿。

这里要特别强调的是，急性乳腺炎贵在早治，"以通为用"。如果在急性乳腺炎初起，乳汁淤积时，通过按摩以及中药外敷等方法，促进淤积的乳汁排出，那么不吃药，肿块也会得以消散。相反，如果乳汁淤积没有及时处理，郁久化脓，此时，即便吃药打针，也难免手术之苦。（童彩玲）

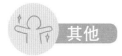
其他

如何预防产后积乳？

积乳常发生于乳汁过多和授乳方法不当的产妇，积乳易滋生细菌，不仅会导致乳腺炎发生，哺乳后也易感染婴幼儿，因此防治产后积乳非常重要。

1. 预防产后积乳5大重点。

（1）产后催乳不宜过急。开始分泌乳汁时乳腺管尚未通畅，新生儿吸吮能力弱，如果催乳过急过早，大量分泌乳汁容易造成乳房肿胀结块。

（2）产后不急于大补营养，应按照产后身体的恢复情况进补。

（3）保证母乳喂养的姿势正确以及宝

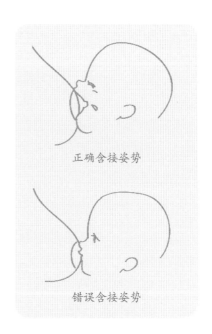

正确含接姿势

错误含接姿势

宝的吸吮方式正确。最好让宝宝的下巴对着淤积的那个方向来吃奶，因为宝宝吃奶时，下巴是最用力的，最容易把淤积吃通。

（4）不戴有钢托的胸罩，最好戴专门的哺乳胸罩。

（5）注意自身卫生清洁，哺乳前用清水擦洗，然后用卫生的毛巾将乳头擦拭干净，哺乳后也可以将乳汁涂在乳头上，帮助保护乳头。

2. 积乳时的3项禁忌。

（1）热敷后不及时排出积乳。热胀冷缩的原理，肿胀的乳房热敷之后乳管扩张，乳汁量增加，若不能及时有效地排出乳汁，会导致乳汁淤积更加严重。

（2）单纯使用吸奶器。吸奶器不像宝宝吸吮得那么均匀、舒适，可能造成乳腺管受力不均，让乳腺堵的地方更堵。宝宝是最好的催乳师，应该让宝宝及时吸出积乳或者及时到正规医院疏通积乳。

（3）大力按揉。乳腺管的出口在乳头，不按照乳腺走向，胡乱揉一通可能造成乳腺管破裂形成积乳性囊肿。

中医治疗积乳有丰富的经验，早期可以通过针灸、推拿帮助乳汁排出，对于较顽固且反复发作的积乳，可以通过双柏膏、玄明粉等中药外敷帮助积乳消退，效果良好。（吕小红）

得了乳腺炎还能哺乳吗？

乳腺炎是哺乳期女性常见的急性乳腺疾病，几乎每位妈妈在就诊时都会问道，"我还能哺乳吗？乳汁里的细菌会影响宝宝的健康吗？"

1. 乳腺炎早期，还可以哺乳。

乳腺炎早期主要表现为由于各种原因导致乳汁排出不畅，乳汁淤积。这个阶段往往并未合并真正的细菌感染，治疗的关键是疏通淤积的乳汁，因此哺乳非常必要，而且对妈妈的康复会有很大帮助。婴儿的吸吮有助于缓解甚至解决乳导管的堵塞，避免了乳腺炎的进一步发展。

其实在乳腺炎早期阶段，母亲体内对致病的病原体会产生抗体，婴儿也可能从乳汁中获得相应抗体，这对增强其抗病能力是有益的。因此，这个阶段我们是非常鼓励大家积极哺乳的。

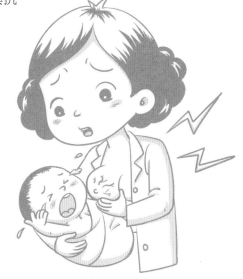

2. 什么情况下，不适合哺乳？

（1）乳腺炎持续超过两天，感染严重，体温持续在38.5℃以上，血常规提示血象明显升高（白细胞计数 $> 1.5 \times 10^9$/L，中性粒细胞比例 $>80\%$），乳汁呈黄绿色脓性时，建议暂停哺乳。

（2）产妇乳头破损、皲裂，甚至有脓液渗出者，建议暂停患侧哺乳。

（3）病灶已成脓，需行手术切开排脓，尤其是需要回乳治疗者，继续哺乳可刺激乳腺继续分泌乳汁，影响伤口愈合，暂停哺乳也是必要的。

（4）治疗时服用了抗生素的产妇不适合哺乳。目前除了青霉素类的抗生素，其他包括头孢类在内的各种抗生素都可能对乳儿造成不良影响，必须暂停哺乳。

中医药在防治乳腺炎方面积累了丰富的经验，可以有效地减轻症状，缩短病程，减少产妇停、哺乳的情况出现，建议产妇出现不适时尽早就诊，及时接受专科医生的指导及治疗。（吴代陆）

中药回乳要注意什么？

如何科学有效回乳，轻松度过回乳煎熬期，是每位宝妈都很关心的问题。中国人有自己的体质情况，母乳喂养一般至少6个月，断奶最好在乳儿9~12个月时。

1. 中药回乳怎么做？

回乳的方法有自然回乳和人工回乳。一般来讲，哺乳时间10个月至1年者，可自然回乳；因各种原因哺乳时间尚不足10个月者，多采用人工回乳。

自然回乳，即通过逐渐减少哺乳次数，缩短单次哺乳时间，使乳汁分泌逐渐减少以致全无。如果效果不明显，则使用人工回乳，可以选择中药回乳的方法，最常用生麦芽60g（可加生山楂15g、生稻芽30g），冷水浸泡20分钟，煎沸15分钟，煎成500mL（约3碗），分早中晚3次，餐后1小时温服。乳房胀痛明显的也可使用中药外敷：芒硝250g，排空乳汁后，敷于双乳，露出乳头。加味双柏油膏外敷乳房胀痛明显处，每天2~3次，每次约1小时。如上述方法无效，需至医院专科就诊，不可擅自盲目用药。

2. 回乳期间要注意什么？

①一般回乳时间在7天到半个月，不要操之过急，保持心情舒畅。②断奶期间如乳房出现发热、乳房肿块、皮肤发红等症状，应及时到医院就诊。③如果乳汁分泌旺盛，胀痛难忍，可自行挤出部分乳汁（50~80mL），不要挤出太多，否则会促进乳汁的分泌。④回乳时期尽量减少对乳头的刺激，不能再让宝宝吸吮乳汁、触摸乳房。⑤忌食促进乳汁分泌的食物，如花生、猪蹄、鲫鱼、汤类等，少吃蛋白质含量丰富的食物。⑥回乳食物：山楂、韭菜、豆角、菌菇类、茄子、莲藕、巧克力、麦片、麦芽等，可适当增加食用。（陆宇云）

断奶后要排残乳吗？

很多新手妈妈断奶后，通乳机构或者美容院不停劝说：断奶之后一定要把残乳排出来，不然这些乳汁会堵塞导管、变质，还会导致乳房病变、乳腺增生，甚至乳腺癌……那么，断奶后需要排残乳吗？

1. 断奶后到底有没有残乳？

一般来说，女性正常断奶后，乳腺还是会分泌少量乳汁，而这些少量的乳汁人体自身可以吸收。那么这些吸收的乳汁到哪去了呢？到血液里了，血液中的吞噬细胞，会将乳汁吞噬分解成各种物质，有用的物质供身体利用，没用的则随代谢排出体外。因此，少量的残乳，不需要特别去"排"。而且，反复挤压乳房会导致回乳不彻底，回乳时间变长，对身体不利。

2. 断奶后有泌乳正常吗？

一部分妈妈的确在产后两三年甚至更久的时间里，挤一挤，还是能从乳房挤出乳白色或者淡白色液体来。通常溢乳的量极少，挤压后才能出现，不会自行流出，这往往是由于产后泌乳素水平下降不足，仍高于正常水平所导致。应注意监测泌乳素水平，必要时使用药物治疗。

3. 乳房分泌这种液体要警惕！

此外，有些时候乳腺导管会分泌一些非乳汁样的液体，尤其在炎症、增生或导管内异常占位的情况下，乳管分泌物的量会明显增多，轻轻一挤，就能挤出液体，这些不是残乳，是乳腺导管的异常分泌物，提示乳房可能出现病变，这时更不要去轻易地排空乳管或暴力挤压，建议及时到正规乳腺专科就医。（李军）

（二）非哺乳期乳腺炎

● 肉芽肿性乳腺炎

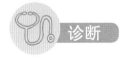 诊断

什么是肉芽肿性乳腺炎？

李女士最近半个月出现右乳红肿疼痛。经诊断，她患上了肉芽肿性乳腺炎。这让她疑惑不解："我已回乳两年，怎么还会患乳腺炎？"

肉芽肿性乳腺炎是一种非特异性的乳腺慢性炎性疾病，临床以乳腺组织肉芽肿形成为主要表现，好发于乳腺小叶，故又称为肉芽肿性小叶性乳腺炎。目前这类疾病病因不明确，但发病率有上升趋势。尤其好发于产后2~4年的女性。该病没有特效药，病程较长，反复发作给患者造成了很大的痛苦。

肉芽肿性乳腺炎，以非哺乳期乳房反复红肿、疼痛、化脓为主要临床表现。现代医学认为，该病是自身免疫性疾病，多为回乳后乳汁不净，乳房长期有少量泌乳，机体对自身乳汁产生免疫反应所致。如果女性有以下情况，就要警惕此病：①非哺乳期，乳房反复发炎；②戒奶后两年左右发病，或发病前有引产、流产史；③可伴关节疼痛、皮肤红斑；④常规"消炎药"治疗无效；⑤炎症易复发。（黄梅　石新蕾）

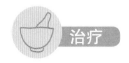

肉芽肿性乳腺炎怎么治？

对肉芽肿性乳腺炎的治疗，内治法主要包括中药治疗和西药治疗。

1. 中药治疗。

（1）初期：以乳房硬块、红肿疼痛为主，治疗以疏肝清胃、行气散结为主，方选瓜蒌牛蒡汤加减。

（2）成脓期：此时脓已形成，治疗以清热解毒透脓为主，选择透脓散加减。

（3）溃后期：此期脓肿自然溃破，或切开排脓术后，治疗需以扶正透脓为主，方选托里消毒散加减。

2. 西药治疗。

（1）糖皮质激素：急性期使用糖皮质激素可有效控制病情，缓解局部红肿及关节疼痛，但会出现"满月脸"等毒副反应，且治疗周期长，停药后易反复。

（2）抗生素：如脓液培养合并细菌感染，可配合使用，除非有明确合并细菌感染的证据，否则慎用。以上药物治疗均需至正规医院就诊后由医生做出。

3. 饮食情志调摄。

（1）急性期：清淡饮食、调畅情志，避免进食辛辣煎炸及发物，避免暴躁愤怒，以免加重肝火胃热。

（2）溃后期：可用五指毛桃、党参、龙眼肉、大枣煲汤，补益气血，促进伤口恢复，注意休息，避免过度劳累。（石新蕾）

肉芽肿性乳腺炎，中医外治有高招

提到乳腺炎，大家可能马上会联想到产后哺乳期乳腺炎，其实临床上，非哺乳期乳腺炎也很普遍，今天我们要介绍的就是"肉芽肿性乳腺炎"。

肉芽肿性乳腺炎，顾名思义就是指以乳腺组织肉芽肿形成为主要病理表现的乳腺慢性炎症，近年来发病率越来越高，它的治疗比较棘手，病程较长，治疗不当容易反复发作。目前现代医学主要以类固醇激素治疗为主，长期服用毒副反应较大并且停药后容易复发，中医治疗该病内外治并重，积累了丰富的经验，下面就为大家介绍一下中医的外治高招。

1. 急性期。

这个时期患者主要表现为乳房肿物迅速增大伴红肿疼痛，符合中医"阳性疮疡"的特点，外治以清热解毒，散结消肿为主，可以选择加味双柏散、解毒膏、金黄膏等外用药物。尤其加味双柏散是已故著名外科名家黄耀燊的家传秘方，应用临床上百年了，疗效显著，是治疗肉芽肿性乳腺炎急性期首选的外用方。在此基础上配合针灸围刺可以有效减轻疼痛，局限炎症范围。

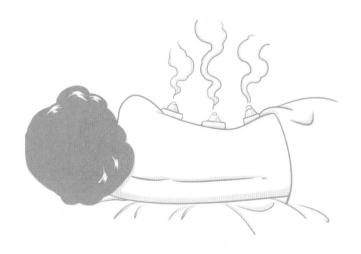

2. 脓肿期。

表现以病灶散在成脓为主，处理不当，病情会迁延难愈。中医外治以排脓祛腐为主，选用回阳玉龙膏等膏药外用，同时配合温针及艾灸，促进脓肿形成和脓液排出。

3. 溃后期。

主要表现为乳房瘘管形成，创面愈合缓慢。治疗以祛腐生肌、促进愈合、减少疤痕为主要原则，传统的生肌膏效果非常好，再配合雷火灸等治疗手段通阳活血，可以有效促进创面愈合，缩短病程。

肉芽肿性乳腺炎的治疗虽然棘手，但通过中医内、外治配合，大部分患者都可以不服用激素，取得良好的治疗效果。（黄梅）

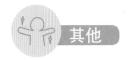 其他

肉芽肿性乳腺炎要注意什么?

肉芽肿性小叶性乳腺炎是自身免疫性疾病，预后良好。它是一种自身免疫性疾病，因此往往伴发热、双下肢关节疼痛、皮肤红斑等症状，但与红斑狼疮等自身免疫性疾病不同，这种免疫反应往往是一次性的、短期的，因此不会造成慢性的内脏器官受损。虽然该病病程较长，治疗较复杂，但总体来说预后良好。而且当自身免疫反应局限后，乳房局部的病变损伤可以逐渐修复，所以我们说该病有自愈倾向。

不建议长期使用皮质激素治疗。目前西医对该病的治疗主要手段就是应用皮质激素，甚至有的患者连续用1年以上。在该病的急性期短期应用皮质激素可以快速缓解症状，但长期应用存在停药易复发、毒副反应大等缺点。目前我们治疗基本不用皮质激素，就算用也建议不超过1个月。

中医药治疗的介入可以提高疗效，缩短病程。中药内服外用对于提升效果，缩短病程有显著的意义。无论是急性期、成脓期、迁延期及溃后期中医都积累了丰富经验，具有毒副反应小及最大限度地保留乳房功能等优点。

最后要提醒大家：肉芽肿性乳腺炎诊断及治疗比较复杂，临床要注意与乳腺癌及乳房结核等疾病做鉴别，建议找乳腺专科医生诊治以免贻误病情。（黄梅）

● 浆细胞性乳腺炎

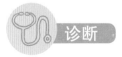 诊断

什么是浆细胞性乳腺炎？

近日，17岁姑娘小王在医院就诊时发现左侧乳房乳头内陷，乳晕旁明显红肿，皮薄光亮，有波动感。彩超考虑为乳腺脓肿，曾行穿刺抽脓，脓液培养未见到细菌。后来小王住院做了乳房脓肿切开排脓+乳头矫形手术，术中排出大量脓液，气味臭秽，病理检查的结果为：浆细胞性乳腺炎。

浆细胞性乳腺炎是由于乳头凹陷或乳腺导管堵塞，导管上皮细胞脱落及大量类脂分泌物集聚于导管内，分解产生化学物质刺激管壁，引起炎性细胞浸润、纤维组织增生，逐渐扩展形成肿块，急性发作时则形成脓肿。它是一种非细菌性感染性的炎症，这也就解释了为什么脓液培养并未见到细菌。乳头内陷是导致乳腺导管堵塞最常见的原因，与浆细胞性乳腺炎有着非常密切的关系。（石新蕾）

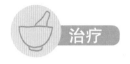 治疗

浆细胞性乳腺炎与乳头内陷

有先天性乳头凹陷的女性朋友要注意，如果挤压乳头有粉刺样或油脂样分泌物溢出，气味较臭，需警惕可能为浆细胞性乳腺炎的前兆。部分患者导管内分泌物聚集，在乳晕区形成肿块，可无明显诱因或因外伤碰撞后突发红

肿热痛，形成脓肿。

　　乳头轻度内陷的女性朋友，可于每天睡前提拉乳头纠正内陷。中、重度内陷的患者也不必过于担心，平时洗澡时注意仔细清洗乳头，适当挤压帮助乳管内集聚物排出，并避免乳房碰撞外伤。单纯乳头内陷而无明显炎症的育龄期女性，不必急于行乳头矫形术，因手术会损伤乳腺导管导致哺乳功能彻底丧失。脓肿已形成者，需尽快至医院就诊，可在切开排脓的同时行乳头矫形术，避免复发。（石新蕾）

第3章 乳房恶性肿瘤

乳房恶性肿瘤包含了乳腺癌、乳房肉瘤等多个病种，其中最常见的就是乳腺癌。最新的恶性肿瘤流行病学资料显示：乳腺癌的发病居女性恶性肿瘤之首，占女性恶性肿瘤的四分之一。因此，做好乳腺癌的防治意义重大。乳腺癌防治中医、西医各有优势，在不同的阶段发挥不同的作用。下面我们将从乳腺癌的预防、流行病学特点、早期诊断、手术治疗、放疗、化疗、内分泌治疗等多个角度为大家做一个全方位介绍，从中将可以了解乳腺癌防治的全貌，同时还可以体会到中西医结合防病、治病的魅力。

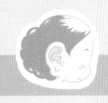

一、乳腺癌的诊断

哪些人更容易被乳腺癌盯上？

近年来我国乳腺癌发病率呈逐年上升趋势，在一些大城市已跃居女性恶性肿瘤发病的首位。那么，什么样的人容易患乳腺癌？

乳腺癌风险评估Gail模型中与乳腺癌发病相关的因素主要有：年龄、初潮年龄、初产年龄、家族史、乳腺癌病史、乳腺活检情况、种族等。

1. 年龄相关因子。

包括乳腺癌好发年龄、初潮年龄及初产年龄，乳腺癌好发于年龄40~60岁、绝经前后期女性，我国女性患乳腺癌较西方国家年轻，发病高峰在40~49岁。女性月经初潮早（12岁前来月经）、绝经晚（55岁以后绝经）是乳腺癌发病公认的危险因素。另外，没有生育或者第一次足月生育年龄大于30岁，乳腺癌发病的风险也明显增高。

2. 乳腺癌家族史。

乳腺癌有一定的遗传性和家族聚集性，BRCA1/2是目前公认的乳腺癌遗传易感基因，如果BRCA1/2基因突变，那么女性终身发生乳腺癌风险为50%~87%。家族中一级亲属（父母、子女、兄弟姐妹）患乳腺癌的女性患病机会明显高于没有乳腺癌家族史者。

3. 乳腺手术史。

包括乳腺癌病史及乳腺活检情况。乳腺癌患者其对侧乳腺癌的发病率较常人高出2~5倍。乳腺不典型性增生可使乳腺癌的危险性增加4~5倍。

4. 种族。

乳腺癌的发病率存在一定种族和地域差异，美国白人比黑人发病率高，我国汉族发病率比少数民族高。

5. 其他因素。

包括高脂高蛋白饮食、肥胖与超重、长时间使用雌激素替代疗法、没有哺乳经历、长期的精神压抑或剧烈精神刺激、电离辐射等。

这里要特别指出的是：高危人群并不代表一定会得乳腺癌，只是其发生乳腺癌的概率比普通人群要高，因此，应更重视乳腺方面的检查。（童彩玲）

男人也会得乳腺癌？

男人没"胸"，怎么会得乳腺癌呢？其实，男人是有乳房的，只不过比较小而已。男性乳房具有乳头、乳腺导管等结构与女性相似，但没有乳腺小叶结构，因此，男人也可能得乳腺癌，男性乳腺癌基本都是导管癌，没有小叶癌。

与女性相比，男性乳腺癌并不多见，发病率仅为全部乳腺癌患者的1％，终身发病率在1/1 000左右。但与女性乳腺癌一样，男性乳腺癌的发病率也呈逐渐增加的趋势，在过去25年间，发病率增加了26％。发病年龄较女性晚5~10年，以50~60岁多见。

由于男性对自身患乳腺癌的风险意识薄弱，临床重视也不够，存在漏诊、误诊及治疗延误情况，可能导致男性乳腺癌的预后较差，因此应重视对男性乳腺癌相关知识的普及。

目前，男性乳腺癌病因尚未明确，可能与下列因素相关。

1. 乳腺癌家族史。

尤其是一级亲属（如父母或兄弟姐妹）中有乳腺癌病史。

2. 体内激素水平影响。

雌激素水平较高或者雌、雄激素作用的不平衡是男性乳腺癌发生的危险因素，如男性乳房发育症、睾丸炎、附睾炎、克兰费尔特综合征（包括先天性睾丸发育不全、性染色体异常）等疾病均可能导致患者性激素紊乱从而增加乳腺癌风险。

3. 环境因素。

暴露于电磁场环境或者夜间暴露于光线下，且暴露的持续时间对男性乳腺癌的发生有较大影响。此外，长期暴露于高温及苯乙烯、甲醛等环境也易诱导男性乳腺癌的发生。

4. 其他可能的危险因素。

肥胖、缺乏锻炼、肝脏疾病、酒精的长期大量摄入等。

75%~95%男性乳腺癌首发症状是乳晕下或乳房区无痛性肿块，常有腋窝淋巴结肿大，另外可出现皮肤水肿、破溃，乳头溢液、溢血、乳头凹陷等症状。因此，如果乳房出现异常情况，男性同样需要加以重视，及时就诊。（陆宇云）

乳腺癌危险信号你收到了吗？

乳房是身体的表浅器官，很多的病变信息是可以及时被捕捉到的，对于发现乳房疾病非常有意义。以下这些表现可能是乳腺癌出现的危险信号，需要引起大家高度警惕。

1. 乳房肿块。

大多数乳腺癌均表现为无痛性肿块，请注意"无痛"这两个字，并且肿块质地硬，边缘不规则，表面欠光滑，活动度差。晚期侵犯皮肤会导致乳房皮肤溃破、溃烂、流血、渗液。

2. 乳头溢液。

部分乳腺癌患者可出现乳头溢液的表现，多表现为乳房肿块同时伴有乳头单孔的血性溢液。少数患者是仅以溢液为表现的，所以必须重视乳头溢液，尤其是血性溢液。

3. 皮肤橘皮样变。

当乳腺癌细胞阻塞了乳房周围的皮下淋巴管或血管，会导致血液及淋巴回流障碍，出现乳房真皮水肿，就像橘子皮一样，称为橘皮样变。

4. 酒窝征。

当肿瘤侵犯了连接乳腺皮肤和深层胸肌筋膜的Cooper韧带（乳房悬韧

带），使其缩短并牵拉相应部位的皮肤，就会形成皮肤凹陷，像小酒窝一样，称之为酒窝征。

5. 乳头、乳晕异常改变。

表现为乳头内陷或偏移，或者出现乳头乳晕皮肤瘙痒、糜烂、破溃、结痂、脱屑、伴灼痛的乳头湿疹样癌。

6. 腋窝淋巴结肿大。

约有30%以上的乳腺癌患者会出现腋窝淋巴结转移。初期可出现同侧腋窝淋巴结肿大，肿大的淋巴结质硬、散在、可推动。随着病情发展，淋巴结逐渐融合，并与皮肤和周围组织粘连、固定。晚期可在锁骨上和对侧腋窝摸到转移的肿大淋巴结。

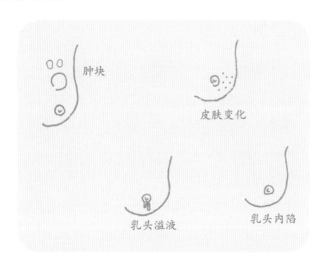

因此，若乳房自检时发现以上危险信号，就要高度警惕乳腺癌的发生，应尽早到乳腺专科就诊。（陆慧敏）

乳腺癌会遗传吗？

临床只有5%~10%的乳腺癌患者有遗传倾向，称为家族遗传性乳腺癌。家族遗传性乳腺癌表现为同一个家族中多人患病。

1. 遗传性乳腺癌是怎么发生的?

遗传性乳腺癌主要是癌症相关基因发生突变引起的。这种突变的基因会遗传给后代，使后代的乳腺癌发生风险也明显升高。BRCA1基因 和BRCA2基因对遗传性乳腺癌的发生影响最大。2/3以上的遗传性乳腺癌由这两个基因突变引起。此外，遗传性乳腺癌发生的相关基因还有TP53、PTEN、STK11、CDH1等基因。

2. 遗传性乳腺癌高危人群有哪些?

要判断是否有患遗传性乳腺癌的风险，首先看看近亲中癌症的发生情况。近亲指父母、兄弟姐妹、子女以及父母的兄弟姐妹、父母的兄弟姐妹的子女，父母的父母。

具有以下家族背景时，患遗传性乳腺癌的风险较大：①家族中有乳腺癌遗传基因突变者；②家族中有人患双侧乳腺癌；③家族中有2个或以上乳腺癌患者（至少有1个发病年龄≤50岁）；④家族中有卵巢癌（包括输卵管癌、腹膜后恶性肿瘤）患者；⑤家族中有男性乳腺癌；⑥近亲中有人患乳腺癌且发病年龄≤45岁；⑦家族中有3个或以上癌症患者，包括乳腺癌、前列腺癌、胰腺癌、白血病、胃癌、肠癌等。

3. 确诊携带突变基因怎么办?

目前检测BRCA1和BRCA2基因的技术已经成熟，受测者抽点血甚至用口腔黏膜脱落细胞就可以进行检测。确诊携带BRCA1和BRCA2突变基因的人群，应及时到乳腺专科接受医生指导，必要时接受药物预防及手术性预防。（谢丹）

睡不好易得乳腺癌?

每天问诊时，我都要问问患者"睡得好吗"，让我吃惊的是：回答"睡得不错"的患者比例居然比回答"睡不好"的患者要少，尤其是有乳房疾病的女性，存在睡眠障碍的非常多，那么睡不好是不是会导致乳房疾病甚至是乳腺癌的发生增加呢？答案是肯定的，如果长期存在睡眠障碍是会增加乳腺癌风险的。

正常人每天需要7~8小时睡眠时间，同时睡眠应保证质量。睡眠不足或质量低下称为睡眠障碍，2017年诺贝尔医学奖得主的研究明确指出了睡眠障碍的种种弊端，其中就包括了增加肿瘤发病率的问题。2018年德国的一项大样本研究也表明乳腺癌患者如果出现睡眠障碍会增加复发转移的风险，由此可见，睡眠与乳房的健康息息相关，我们应当高度重视。

睡眠有两个关键的时间点，就是"子午时"，这两个时间点是阴阳交替的关键时间。"子时"指23点到1点，是"阳入阴"的转换时间，要顺利完成转换就必须保证"阳入阴"，因此，晚上最佳的睡眠时间是23点前入睡，如果23点后才入睡，睡眠质量就不高，容易形成睡眠障碍。"午时"指中午11点到13点，因此，午饭后小憩30~60分钟可帮助人体完成"阳入阴"的转换。

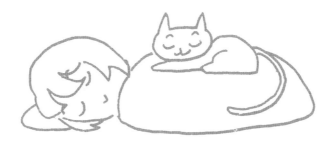

经常晚睡的患者应该首先改变不良的睡眠习惯，同时中医可以提供帮助。中医治疗失眠方法很多，中医认为，失眠乃"阳不入阴"，可根据患者阴阳失调的不同原因选择治疗方法，常用的如"黄连阿胶汤""酸枣仁汤"等，还可以配合针灸、按摩等多种手段以取得满意的疗效。最后推荐一个外用的小方法：肉桂粉3克用水调成糊状，睡前敷贴在足底的涌泉穴，可以改善睡眠。（黄梅）

乳房红肿热痛竟然是乳腺癌?

张阿姨今年52岁, 发现左侧乳房发红肿胀, 伴有乳房发热, 疼痛逐渐加重, 起初以为是上火引发乳腺发炎, 听说猫爪草清热解毒就自己抓来煲水, 但是喝了半个月, 病情反而越来越严重了。因此, 张阿姨到医院乳腺科就诊, 检查发现除了皮肤红肿热痛以外, 整个左侧乳房质地都变硬了, 还伴有左腋下淋巴结肿大, 经过穿刺活检确诊为"(左乳)乳腺癌", 属于炎性乳腺癌范畴。

1. 什么是炎性乳腺癌?

炎性乳腺癌是一种特殊类型的乳腺癌, 其恶性程度高, 病情进展快, 转移发生率高达30%～40%, 5年生存率仅为25%～48%。首发症状常为乳房肿胀、皮肤发红、发热、坚硬、疼痛, 约50%的炎性乳腺癌摸不到肿块, 易误诊为急性乳腺炎。但与急性乳腺炎不同, 它一般不会导致恶寒发热等全身症状, 血白细胞总数及中性粒细胞占比基本正常, 而且病程较长。多数患者在诊断时就可发现腋窝等区域淋巴结转移, 甚至扩散到其他器官。

2. 炎性乳腺癌如何治疗?

炎性乳腺癌的治疗方案与其他浸润性乳腺癌类似。采用化疗+手术+放疗等全身综合治疗的方法为主, 对HER-2阳性的可联合曲妥珠单抗行靶向治疗。手术方面, 建议行乳房切除手术+同侧腋窝淋巴结清扫, 保留乳房的手术不适用于炎性乳腺癌。炎性乳腺癌常有淋巴管阻塞, 也不适合进行前哨淋巴结活检。尽管有些患者行乳房切除时有乳房重建的需求, 但对于炎性乳腺癌患者而言, 不推荐行即刻乳房重建手术, 应常规进行术后放疗。

经过充分评估后, 医生为张阿姨精心确定了治疗方案。她在中医药治疗的配合下, 顺利地完成了放、化疗及手术, 现在门诊继续治疗随访。因此, 非哺乳期女性乳房无故出现红、肿、热、痛, 千万别掉以轻心, 应及早到乳腺专科进行系统诊治。(陆慧敏)

乳头糜烂渗液要警惕乳腺癌

关阿姨今年50岁，春节过后开始觉得右乳头、乳晕瘙痒，刚开始以为是天气变冷皮肤干燥导致的，买了皮炎平涂了2个月，不但一点效果都没有，湿疹还越来越厉害，整个乳头都糜烂渗液，伴有瘙痒。到医院就诊经活检后诊断为：右乳湿疹样乳腺癌。

湿疹样乳腺癌，又称为"派杰氏病"，是发生在乳头部位一种特殊类型的乳腺癌。临床表现很像乳头湿疹，多数患者会感觉乳头瘙痒难耐，或者伴有灼痛而就诊。外观上可见乳头、乳晕部皮肤发红、糜烂、渗液，还可见黄褐色鳞屑状痂皮，乳头、乳晕皮肤变硬、增厚，与正常皮肤分界清楚。需要强调的是湿疹样乳腺癌不是由于乳头、乳晕皮肤湿疹导致的乳腺癌，而是由于乳腺导管内癌对乳头、乳晕的影响所以出现了湿疹样的临床表现，乳腺癌是因，乳头湿疹样改变是果。

在治疗方面，湿疹样乳腺癌与其他类型乳腺癌相同，早期的患者建议首选手术治疗。术后再确定是否需要进行化疗、放疗、内分泌治疗、靶向治疗等。湿疹样乳腺癌早期往往以导管内癌成分为主，预后好；随着病情进展，发展为浸润性癌后乳房中也会出现肿物，出现淋巴结转移等，预后就会越来越差。因此早期发现和诊断对提高湿疹样乳腺癌治愈率非常重要。临床对于反复乳头、乳晕湿疹发作，常规皮肤科治疗手段疗效欠佳的病例，要警惕这个病的可能，可以结合钼靶、B超等检查，必要时通过活检来排除湿疹样乳腺癌，尽量避免误诊漏诊。（陆慧敏）

如何早期发现乳腺癌？

乳腺癌是女性发病率最高的恶性肿瘤，其发病率不断上升但病死率却逐年下降，这得益于日益先进的诊疗技术和功不可没的乳腺癌早期诊断，目前早期治愈率在80%以上，因此早期发现乳腺癌是提高乳腺癌治愈率的关键因素，但早期乳腺癌往往不具备典型症状和体征，即使是专科医生也有可能漏诊。我们如何才能早期发现？

首先，具有以下风险的女性要更加注重乳房体检，因为这些因素会导致乳腺癌发病率比一般人群高：①遗传因素：直系亲属尤其是一级亲属患乳腺癌，例如母亲、姐姐或女儿得乳腺癌，如果BRCA基因突变，发生乳腺癌概率将会接近80%；②性激素相关因素：雌激素替代治疗、初潮早、绝经晚等；③生殖相关因素：晚婚晚育、不婚不育、未行母乳喂养等；④饮食习惯：高脂、高热量、低纤维素、酗酒等；⑤其他：电离辐射、环境污染、精神抑郁和过度紧张等。

其次，乳腺癌早期也会有临床症状，可表现为：80%以上早期乳腺癌都是无痛的单发肿块，少数伴有疼痛；乳头出现血性分泌物；乳房皮肤凹陷（即"酒窝征"）或乳头近期出现回缩或凹陷；乳头、乳晕皮肤湿疹样改变。

学会乳房自我检查及定期到医院体检：①大于18岁女性，建议每月1次乳房自我检查；②18~25岁女性，建议每1~2年行乳腺彩超1次；③大于25岁的女性，建议每年行乳腺彩超1次；④大于40岁女性，建议每年行乳腺彩超1次，每1~2年行乳房X线检查1次；⑤高危人群建议每6~12个月接受医生检查1次；⑥如果既往有良性肿瘤或乳房结节或乳房囊肿病史，建议6~12个月或遵医嘱复查。（陆宇云）

乳腺癌如何筛查？

乳腺癌筛查是由医务人员借助体检、影像学等有效、简便、经济的乳腺检查手段为无症状的女性检查乳房，以期早期发现、早期诊断乳腺癌，提高乳腺癌治疗效果。一般40岁以上的女性每年可以接受1次筛查，对于部分有乳腺癌高危因素的女性20岁以后就可以定期接受筛查。以下是一些常用的筛查方法。

1. 钼靶（乳腺X线）。

国内外指南均把钼靶作为乳腺癌筛查的首选方法。对低密度乳腺钼靶可清晰显示各层组织，发现占位性病变，对微小钙化和簇状钙化的显示更有无可比拟的优势。但对致密型乳腺，其敏感度会受影响，因此，钼靶作为乳腺癌筛查手段，建议应用于40岁以上女性。

2. 乳腺超声。

无创伤、无痛，不受腺体致密度影响，能鉴别囊、实性病变，并可显示病灶内部及周围的血流信号，对腺体致密的我国女性尤其是年轻女性，是非常重要的筛查手段。

3. MRI（核磁共振）。

乳房MRI检查具有极好的软组织分辨率和无辐射等特点，敏感度及特异度较高，是目前最好的乳房影像学检查手段。可作为乳腺癌高危人群的主要筛查方法。但价格昂贵且有创（注射造影剂），不建议作为常规筛查手段，但对超声和钼靶无法确诊的病变，及考虑隐匿型乳癌者，可作为辅助检查手段。

4. 临床乳腺检查。

这是最简便易行的方法，可由医生检查，也可以由患者自检，受主观因素影响较大，误诊及漏诊的可能性较高，尚不能单独作为乳腺癌筛查方法，但从提高女性的防癌意识，早期发现乳腺癌还是具有一定的意义。

一般人群40~45岁每年1次钼靶检查，45~69岁每1~2年1次钼靶检查，70岁以上每2年1次钼靶检查；乳腺致密者可联合超声检查；乳腺癌高危人群建议提前进行筛查，每年1次钼靶检查，可联合超声及MRI检查。（吴代陆）

乳腺癌复发转移如何早发现病灶？

超过2/3的乳腺癌患者通过规范治疗可以治愈疾病，但仍有少部分患者会出现转移和复发。

1. 乳腺癌有哪些常见复发部位?

（1）伤口附近：常表现为皮肤上淡红或暗红色的硬结，皮肤下或乳房中（保乳术后）的肿块。

（2）癌肿同侧的腋窝及锁骨区域的淋巴结：常表现为相应区域的淋巴结肿大。

2. 常见转移部位有哪些?

（1）对侧乳房：表现为乳房表面皮肤淡红或暗红色的硬结及乳房肿块。

（2）对侧的腋窝及锁骨区域淋巴结：表现为相应区域的淋巴结肿大。

（3）胸腔内组织：胸闷、胸痛、气促、咳嗽、心慌。

（4）肝脏：肋部疼痛、食欲减退、恶心、厌油、腹胀。

（5）骨：表现为骨痛、骨折。

（6）脑：头痛、呕吐、视力障碍等。

3. 检查方法有哪些?

（1）针对局部的检查。①伤口周围组织：医生的体格检查、彩超；②乳腺：医生的体格检查，乳腺彩超、乳腺钼靶、乳房核磁共振；③淋巴结：医生的体格检查，相应部位的彩超、CT；④胸腔内组织：胸部CT；⑤肝脏：肝脏彩超、上腹部CT、上腹部核磁共振；⑥骨：全身骨显像（ECT）；⑦脑：头颅CT、头颅核磁共振。

（2）针对全身的检查。①血液学检查：抽血查癌胚抗原（CEA）及糖类抗原15-3（CA15-3），部分复发转移患者可以出现上述指标的持续性升高；②PET-CT：可以发现全身各部位的复发转移灶。

乳腺癌患者在观察治疗过程中出现任何不适或触及新发肿物时都应立刻就诊，无异常表现的患者应定期复查。复查随访频率为术后（或结束辅助化疗后）第1~2年每3个月1次，第3~4年每4~6个月1次，第5年开始每年1~2次。（谢丹）

二、乳腺癌的治疗

（一）手术

保乳手术安全吗？

20多年前，Fisher提出"乳腺癌从一开始就是全身性疾病"，手术等局部治疗可以在一定程度上提高治愈率，但无限扩大手术范围，不但不能提高患者的生存率，还会出现术后并发症增加，患者免疫能力下降等问题。这个基于对乳腺癌生物学行为深刻理解的理论提出后，以乳房局部切除为基础的保乳手术迅速取代了Halsted等乳房切除手术，目前全球多个多中心大样本的临床研究数据均显示保乳手术的疗效与乳房切除手术相当，现在美国保乳率为50%左右，新加坡甚至达到70%，"保乳"与"保命"不矛盾，鱼和熊掌可以兼得。

保乳手术优点：①提高生存质量，保持女性形体美，减少患侧上肢功能障碍，减少手术并发症；②与传统乳房切除手术相比，局部复发率高4%~7%，但长期生存率是相当的。

当然，不是所有患者都适合保乳。保乳手术有3个基本要求：①乳房中的肿瘤病灶能切干净；②肿瘤切除后剩下的乳房组织经过修补，能维持比较好的乳房外观；③患者能耐受乳房局部的放疗。

要将乳房中的癌组织全部切除干净，准确找到癌灶是关键。部分乳腺癌患者的乳房中存在多个癌灶，有些病灶特别小、特别隐秘，需要比较先进的检查设备及经验丰富的检查人员。如果这些癌灶没有找到，手术就无法切除，术后就容易出现癌症复发。目前绝大多数保乳手术实施之前，都需要同时应用乳腺彩超、钼靶及核磁共振对乳房进行检查评估。

乳房中癌灶的体积小，癌灶没有侵犯乳头、乳晕者，保乳术后乳房的外观较好。癌灶体积大，或者侵犯乳头、乳晕及皮肤者，保乳术后乳房的外观稍差。肿瘤需要切除乳房组织的体积占乳房的20%以下，术后乳房的外观不受太大的影响；切除体积超过乳房30%的，如果不采用乳房整形术，乳房外观就无法维持。

术后乳房局部放疗对减少乳腺癌复发非常重要，保留了乳房而不做放疗，乳腺癌复发风险是相当高的。胸部曾经做过放疗，或患有系统性红斑狼疮、硬皮病、严重的心肺疾病不适合做放疗的患者，最好不要保乳。

总之，符合保乳条件的患者可以放心地选择保乳手术，对于部分条件不太适合但保乳意愿比较强烈的患者还可以通过化疗等手段缩小肿物"创造条件保乳"。乳腺癌的手术真的不要把乳房"一切了之"。（谢丹）

（二）化疗

什么是乳腺癌化疗?

化疗是利用细胞毒性药物杀灭肿瘤的一种治疗方法，是一种全身治疗手段，是乳腺癌综合治疗非常重要的手段之一。乳腺癌的化疗主要分为三种类型：

1. 术后辅助化疗。

主要针对早期乳腺癌术后的患者。1998年EBCTCG（早期乳腺临床试验协作组）对18 000多例乳腺癌患者术后辅助化疗结果的分析显示，无论是否有淋巴结转移，术后辅助化疗都能改善患者的无病生存率和远期生存率。因此相当多的乳腺癌患者术后需要接受化疗。随着乳腺癌治疗手段的丰富，化疗的疗程及方案都在不断地更新发展。

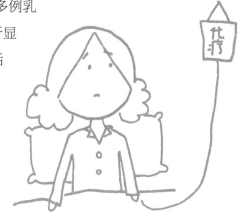

2. 新辅助化疗。

与术后化疗不同，新辅助化疗是指手术前先行化疗，然后再进行手术。它主要针对局部晚期乳腺癌患者，可以通过化疗创造条件，使部分不能手术的患者可以获得手术机会，部分不适合保乳的患者可以保乳。目前，新辅助化疗还能提供预后信息及术后是否可以通过强化治疗改善疗效的信息，因此应用范围越来越广，尤其是三阴性乳腺癌及HER-2阳性乳腺癌新辅助化疗的意义更大。

3. 解救化疗。

主要针对复发转移的晚期乳腺癌患者。由于是晚期所以治疗的目标是"带瘤生存"，化疗讲求"细水长流"，一方面要控制肿瘤，另一方面要减少毒副反应，改善患者生存质量，因此，化疗的方案及药物与辅助化疗有所不同。

以上的介绍可以看到，化疗的应用在乳腺癌方面是非常广泛的，同时获益是明确的，但化疗药物是细胞毒性的药物，在治疗过程中对正常细胞也会产生影响，从而导致一系列毒副反应例如恶心呕吐等胃肠道反应、骨髓抑制、心脏毒性、肝肾毒性、脱发、手足综合征、周围神经毒性等，很多患者因为顾虑不接受化疗或不能耐受毒副反应导致化疗中断影响疗效。其实临床对于化疗的毒副反应有完善的监测方法，也有很多中西医结合的防治手段，可以做到让绝大部分患者顺利完成化疗，取得最佳疗效。在后面的内容中我们将会就化疗的相关问题为大家做详细介绍。（黄梅）

（三）放疗

什么是乳腺癌放疗？

多学科综合治疗是乳腺癌治疗的原则，放射治疗（放疗）是其中的重要一环，它与外科手术相辅相成，是乳腺癌局部治疗的重要手段。放疗已经有100多年的历史了，现在，随着设备技术以及对乳腺癌生物学行为认识的不断进步，放疗在乳腺癌治疗中发挥了越来越大的作用，目前放疗主要应用在以下几个方面：

（1）保乳手术后进行全乳放疗可以降低局部复发，使保乳手术后的患者可以获得与切除乳房的患者相同的疗效。因此，保乳手术原则上需要做术后放疗。

（2）对于部分具有较高复发转移风险的患者例如肿物>5cm、腋窝或内乳区淋巴结转移、广泛脉管内癌栓等，在常规治疗基础上联合放疗可以进一步降低局部复发，提高生存率。

（3）对于骨转移的患者放疗可以迅速减轻疼痛、预防病理性骨折和脊髓压迫。

（4）对于脑转移患者，放疗是重要的治疗手段，运用立体定位放疗或全脑放疗可以改善临床症状，延长生存时间。

1. 放疗有哪些副作用？

（1）放射性皮炎：放疗是运用放射线对局部进行照射治疗，放射线会损伤照射区域的皮肤，出现红斑、瘙痒、疼痛甚至皮肤溃破等表现，这就是放射性皮炎。放射性皮炎可以预防和治疗，中药油剂外用可以取得非常好的治疗效果。

（2）放射性肺炎等内在脏器损伤：随着放疗技术的提高，放疗越来越精准，对内在脏器例如肺、心脏等的损伤越来越小，因此大家不用太过顾虑，放疗是相对安全的。

（3）上肢淋巴水肿：对于腋窝淋巴结清扫后再进行腋窝放疗会明显增加上肢淋巴水肿机会约为40%，因此必须严格控制腋下照射的指征。

2. 放疗什么时候开始做？需要多长时间？

放疗一般在手术和化疗后进行，开始放疗的时间最好在术后20周内。保乳手术的放疗一般需要6周，其他的放疗需要5周时间。（黄梅）

乳腺癌放疗要注意什么？

放疗是一种利用放射线治疗乳腺癌的手段，通过放射线对乳房区域及周围组织的照射，可以有效降低保乳手术患者乳房局部复发的机会，降低乳房切除术后患者胸壁等区域局部复发率，甚至可以在一定程度上提高乳腺癌患者的无病生存和总生存概率。

1. 哪些患者需要放疗？

（1）接受保乳手术治疗的女性：大多数接受保乳手术治疗的患者需接受乳腺放疗降低局部复发风险，也有患者有机会免除保乳术后放疗，即Ⅰ期乳腺癌、淋巴结无转移、接受内分泌治疗的年长女性(通常指≥70岁)。

（2）符合下述任一情况也需要行放疗：局部晚期乳腺癌或淋巴结转移≥4个；至于淋巴结1~3个转移的患者是否需要放疗，医生需根据患者具体情况做个体化处理。

2. 放疗有哪些毒副反应？

和许多治疗方法一样，放疗在为患者带来效果的同时也有一些毒副反应，最常见的就是放射性皮炎，它是由于放射线照射引起的皮肤黏膜炎症性损害，大部分患者会出现放疗区域皮肤潮红、灼热，少数严重的患者会出现水疱、皮肤放射性坏死等。其次，放疗也会引起患者口干、咽痛，少数还会导致放射性肺炎等。不过，目前放疗的技术越来越先进，在满足效果的同时副作用也越来越少，大家不必过虑。

3. 中医如何预防放疗毒副反应？

中医认为，放疗为"火毒之邪"，放疗的同时，配合使用具有清热解毒、消肿生肌作用的外用药油，能够有效地减轻乳腺癌患者放疗区域皮肤的红肿疼痛，减少放射性皮炎的发生。针对口干咽痛等毒副反应，内服一些具有养阴利咽等功效的药茶，可以帮助患者减轻症状。（陆慧敏）

（四）内分泌治疗

乳腺癌内分泌药物怎么选？

乳腺癌为激素依赖性肿瘤，它的发生、发展与体内雌激素水平及其代谢有关。大部分乳腺癌患者肿瘤细胞内有雌激素受体(ER)和孕激素受体(PR)。

雌激素通过与受体结合，刺激乳腺癌的发生和发展。内分泌药物可以抑制雌激素与受体的结合，或者阻断雌激素的合成，使肿瘤细胞的生长减慢，甚至停止生长。根据药物的作用机制，我们把常用内分泌药物分为两大类：

1. "竞争上岗"。

雌激素受体调节剂，如他莫昔芬、托瑞米芬，它与雌激素竞争雌激素受体，阻断雌激素与肿瘤细胞结合，使雌激素对肿瘤细胞的作用受到抑制。

2. 切断生成。

人体内雌激素的来源主要可以分为两部分，一是卵巢（绝经前患者），黄体生成素释放激素类似物，如戈舍瑞林、曲普瑞林，能抑制卵巢功能，可以使绝经前患者的雌激素达到绝经水平（人工绝经）。二是非卵巢（脂肪、肾上腺等，绝经前或绝经后都存在的，所以绝经后体内仍然有雌激素存在）。如肾上腺分泌的雄激素转化成雌激素，需要芳香化酶（雌激素转化酶），使用芳香化酶抑制剂，可以阻断雌激素转化的途径，降低体内雌激素的水平。

在选择内分泌药物前，首先应判断患者是否绝经，然后再结合病情，选择不同类型药物。对于绝经前患者，两种来源的雌激素都要阻断，选用雌激素受体调节剂，如他莫昔芬、托瑞米芬。而对于绝经后患者，只要阻断非卵巢来源的雌激素，选择芳香化酶抑制剂，如来曲唑、阿那曲唑、依西美坦，或者雌激素受体调节剂也是可以的。对于某些有中风或血栓栓塞病史、乳腺癌复发风险高的绝经前患者，需要用芳香化酶抑制剂，但还没有绝经的，可以加用卵巢功能抑制剂（人工绝经）。（童彩玲）

（五）靶向治疗

靶向治疗三大问题你搞清楚了吗？

今天我们来谈谈在乳腺癌治疗当中里程碑式的突破——靶向治疗。这里说的乳腺癌靶向治疗，主要是针对HER-2靶点的治疗。

1. 什么是靶向治疗？

人体正常细胞和肿瘤细胞在很多基因表达上存在不同，这些差异都可能作为靶点。所谓靶向治疗，就是针对肿瘤生长的特殊位点，采用能够与该位点特定结合的药物，准确而定向地攻击肿瘤细胞。相比化疗和放疗等传统治疗而言，具有"精确制导"的特点，能够分清"敌我"，高效并选择性地杀伤肿瘤细胞，减少对正常组织的损伤，因而毒性更低，没有传统化疗药带来的脱发、白细胞减少、恶心、呕吐等严重的反应，又被称为"生物导弹"。

2. 为什么要做靶向治疗？

HER-2阳性乳腺癌恶性程度较高，容易出现复发转移，既往临床研究表明，HER-2阳性乳腺癌患者常规治疗后的生存率较HER-2阴性者低将近一半。但如果在化疗的基础上接受靶向治疗1年，HER-2阳性乳腺癌患者的复发风险降低约50%，死亡风险降低近25%，10年生存率提高8%以上。建议所有HER-2阳性乳腺癌患者在条件允许下接受靶向治疗。

3. 哪部分患者适合做靶向治疗？

靶向治疗并非适用于所有乳腺癌患者，它主要针对HER-2阳性乳腺癌患者。在每10个乳腺癌患者中，大概2~3个患者HER-2是阳性的，什么是HER-2阳性？就是病理检查结果中"HER-2（+++）"，如果是"++"，则需要FISH（荧光原位杂交）检测进一步确诊。国内最常用的针对HER-2阳性乳腺癌的分子靶向药物是曲妥珠单抗。国内外指南均已将曲妥珠单抗推荐为HER-2阳性、肿瘤直径＞0.5cm早期乳腺癌患者的标准治疗。

（陆宇云）

曲妥珠单抗治疗有哪些注意事项？

曲妥珠单抗是乳腺癌靶向治疗的里程碑药物，目前广泛应用于HER-2阳性的乳腺癌，早期患者能提高治愈率，减少复发转移机会；晚期患者能延长生存时间。但曲妥珠单抗在应用的过程中也会出状况，以下是常见的毒副反应。

1. 心脏毒性。

这是最常见的毒副反应，曲妥珠单抗可引起左心室功能不全、心律失常、心力衰竭、心肌病等。因此，曲妥珠单抗应避免与其他具有心脏毒性的药物联合使用，如蒽环类化疗药。建议患者在使用曲妥珠单抗治疗开始前以及治疗期间每3个月进行1次心脏彩超监测LVEF（左心室射血分数）情况。对于治疗期间出现以下情况的患者，应停止曲妥珠单抗治疗：一是LVEF相对治疗前绝对降低 ≥ 16%；二是LVEF低于正常值范围，且与治疗前比较，绝对值降低≥10%；此外，对于患有严重心脏疾病的患者，例如充血性心力衰竭、高危未控制心律失常、有临床意义瓣膜疾病等，是不推荐使用曲妥珠单抗治疗的。

2. 输注反应。

主要在第一次注射时容易出现，曲妥珠单抗常见的输注反应有：发热、寒战，偶尔会有呕吐、晕眩、呼吸困难、皮疹等。大多数情况下，症状发生在曲妥珠单抗输注过程中或24小时内。所以注射完曲妥珠单抗最好观察两小时以上再离院。

3. 孕妇禁用。

孕期使用曲妥珠单抗会导致羊水过少及造成肺发育不全、骨骼异常和新生儿死亡。因此妊娠期患者应避免使用曲妥珠单抗，育龄患者使用期间应严格避孕。

看到这些，大家可能很担心这个药的安全性，其实这些毒副反应大部分是可以管控的，只要和医生密切配合，绝大部分患者都可以顺利完成1年或1年以上的曲妥珠单抗治疗。（陆慧敏）

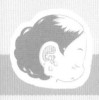

三、乳腺癌治疗后相关问题

（一）手术

●术后注意事项

乳腺癌术后，中医来帮助康复

手术治疗是乳腺癌综合治疗的重要方法，虽然目前乳腺癌的手术方式总体上趋向于"越做越小"，但不管手术大小，术后如何快速康复都是患者及家属非常关注的问题，中医从调脾胃，和气血入手，可以帮助乳腺癌术后患者更快速地康复。

1. 缓解术后疲劳综合征，促进伤口愈合。

乳腺癌患者经历了全麻和手术创伤后，往往会出现疲倦乏力、胃口不好、汗出多、睡眠欠佳等症状，这就是术后疲劳综合征，这是手术损伤气血所致。中医认为脾为气血生化之源，补气血的方法就是从脾胃入手健脾、补脾，临床常用四君子汤、参苓白术散等。有些患者在疲倦纳呆的基础上出现心慌、睡眠不好等心脾两虚的症状，可以选用归脾丸。脾胃功能正常，气血充足，患者手术后伤口及创面的愈合就可以更快、更好。除了中药内服外，还可以使用针灸、中药封包等方法，通常选择足阳明胃经及足太阴脾经的穴位，例如足三里、中脘等，效果良好。

2. 减轻术后肩关节功能障碍及创面慢性疼痛。

这是乳腺癌患者术后常见的两个并发症，发生率高，例如创面慢性疼痛，发生的概率大，而且持续时间长，对患者生活质量会造成较大的影响。中医治疗手段多，综合调理增加效果有优势，可以选择推拿、针灸、浮针、刺络拔罐等方法，以外治为主。症状改善后可以结合八段锦、太极等巩固效果。在乳腺癌术后早期结合中医的方法开展功能锻炼可以有效减少这些并发症的发生。

其实，乳腺癌术后康复除了疾病的康复外，还包括心理康复、社会家庭角色康复等等，我们需要中医、西医、心理医生及社会学家的共同参与合作，帮助乳腺癌患者恢复身心健康。（黄梅）

乳腺癌术后为什么要负压引流及加压包扎？

在行乳腺癌手术时，医生常会放置负压引流管在局部伤口皮瓣下，且会在患者的胸部伤口增加许多棉垫并紧紧地缠上绷带，加压包扎。这些有什么作用呢？原来这主要是对患者的伤口起到负压吸引，以及加压包扎的作用。手术是一种创伤，会有较多的渗液，引流管可以让术区保持负压，帮助排出渗液，包扎后可以使局部组织、皮肤彼此紧贴在一起，对小血管、出血、创面渗血能起到止血的作用；可消除乳腺癌根治术后薄薄的皮瓣与胸壁间的空隙，防治血肿及继发感染；还可以使皮瓣与下面的组织紧密相贴，有利于皮瓣存活、创口愈合。胸部绷带包扎后，患者可能会觉得呼吸不畅，一般术后等待引流液逐渐减少，基本消失，皮瓣与下面的组织紧贴时即可撤除绷带。

1. 留置负压引流管及加压包扎期间需要注意什么？

（1）妥善固定：如果为负压引流瓶，则将引流管固定在床沿，引流管的长度适中，以免坐起牵拉而发生引流管口疼痛或引起引流管脱出；如果为引流球或负压注射器，则可用胶布固定，将其放在上衣袋子中。患者下床活动时，小心保护引流瓶（或引流球等），可以用别针固定在衣服上，或放置于背带中提好；不要牵扯引流管，活动时注意保护引流瓶（或引流球等）不受挤压碰撞，避免滑脱破裂。另外，引流瓶（或引流球等）不应高于引流管口出口位置，以免引起液体逆流、造成感染。

（2）注意观察引流装置是否密封及引流管是否通畅，引流瓶有无裂缝，引流球及引流管有无膨胀，各衔接处包括皮肤切口处均要求密封，以免发生漏气和滑脱。

（3）保持引流通畅：注意防止引流管发生扭曲和受压，护士要定时捏挤引流管，以免管腔被凝血阻塞。应保持适宜的压力，负压过大会造成引流管的侧孔紧吸组织，引流不畅，渗出液聚集在体内不能及时排出体外。压力过小就不能保证有效的负压吸引，引流液不能及时排出，造成皮下积液和皮瓣漂浮。

（4）注意观察引流液的颜色、引流量、性状及流速、温度。正常引流液为暗红色或者淡红、淡黄色，如果在短时间内出现大量鲜红色血液，触摸引流管有温热感，引流管中见有红色引流液流动，则提示有出血，则应卧床休息，减少患侧上肢活动，通知医生处理，遵医嘱采取胸带加压、沙袋加压、止血药物等止血措施，引流量过多、过快须到手术室再次止血。

（5）加压包扎过程中，患者可能会感觉到胸部有紧绷感，呼吸困难，请保持情绪平静，可采取半坐位休息、深呼吸、腹式呼吸等方法减轻呼吸困难症状，必要时可告知医护人员予吸氧等方法缓解症状。如发现绷带有松脱，及时告知医护人员重新包扎。松解绷带当天可能会出现引流量增多的现象，请减少活动，注意观察。

（6）外用手吊兜将患侧上肢托起，以免患侧上肢外展及上举等动作引起伤口出血及引流液增多。

2. 什么时候可以拔管？

每天会有护士记录引流量。术后患者伤口皮瓣贴合良好，无皮下积液，连续2天引流量不超过10mL，医生可考虑拔除引流管。拔管后的皮肤切口应用无菌敷料覆盖。如仍有少量渗液应及时更换敷料，防止敷料潮湿，避免感染。（周坚）

出院了，还要带着引流管，怎么办？

做了乳腺癌根治手术的黄阿姨最近很苦恼，因为手术后留置了两条引流管引流积血、积液，但眼瞅着已经两周过去了，隔壁床的病友都已经拔管出院了，但是自己身上的这两条管的引流量就是下不去，无法达到拔管指征，自己又在病房睡不好，何时能出院啊？经与医生商量，可以出院，但要带管出院，要怎么办呢？黄阿姨心里又没底了！

拔管指征：术后患者伤口皮瓣贴合良好，无皮下积液，连续2天引流量不超过10mL，即可拔除引流管。

但个别患者可能由于创面渗液较多，短时间内无法达到拔管指征，不能拔管，经医生评估后可能会带管出院回家，待到引流量符合拔管指征后再返院拔管。以下为带管出院的注意事项：

带管出院不会对生活质量造成太大影响，请不要惊慌，与护士沟通好注意事项及心中疑问即可。

在护士指导下，学会如何查看引流量及负压情况，并准确记录，如为负压引流球，则应学会如何倾倒引流球中引流液后，让引流球恢复负压。

回家后注意保持管道固定通畅，妥善固定，不要牵扯引流管，避免受挤压、碰撞，避免滑脱破裂，不要让小孩触碰及玩弄引流管。

需要注意观察引流液的色、量、质等情况，如果引流液为淡红色、淡黄色则为正常，如无特殊伤口及引流管口，每2~3天换药1次，当引流量达到拔管要求时，返院拔管。

如有特殊情况时需要及时返院：如体温升高，发热>38℃,伤口及引流管口局部红、肿、热、痛等现象，引流液的颜色明显变化，出现脓液等；引流装置漏气或无负压。引流管拔除前请不要大幅度活动患侧上肢，以免造成出血或渗液增多。

若不慎拔除引流管，请不要紧张，用无菌纱块覆盖引流管口位置后，将拔除的引流管和引流瓶等一起带回医院由医护人员进行检查。（周坚）

乳腺癌术后如何补充营养？

"医生，我刚做了手术，应该吃什么补一补？""医生，有人对我说手术后不能吃鸡鸭，连豆浆都不能喝，是这样的吗？"……今天就和大家聊一聊这个话题。乳腺癌患者手术后营养补充主要是围绕尽快恢复体力，促进创口愈合，为下一阶段治疗打下良好基础。因此补充营养有以下几个原则：

1. 补充优质蛋白食物。

如鱼类、瘦肉、蛋奶类、坚果、豆制品类等。需要强调的是，现代研究表明，肥胖与乳腺癌直接相关，因此补充的食物中应该适当减少脂肪的摄入，在补充优质蛋白的基础上有效地控制体重有利于术后康复和乳腺癌防治。

2. 补充多种维生素。

注意主食不要过于精细，多选全谷类、蔬菜、水果，特别是深绿色、红黄色的蔬果及柑橘类水果。

3. 多吃豆类食品。

国内外多个研究已经表明，豆类食品可以降低乳腺癌的风险，同时豆类食品还可以为乳腺癌术后患者提供优质蛋白，因此，建议大家可以适当多吃一些豆制品，但不主张服用大豆异黄酮等保健品。

4. 少吃或者尽量不要吃的食品。

红肉、加工肉类、腌制食品、烧烤、高糖及精制谷类食物都是高炎症指数的食物，尽量避免过多的摄入。一些含有高雌激素的动物食品例如雪蛤膏、蜂王浆、胎盘类就尽量不要食用。

5. 均衡饮食不挑食。

一方面可以保证营养摄入全面，另一方面由于目前食品安全的问题比较突出，建议不要总是固定吃几种食物，应该在前面提到的原则下尽量选择多品种的食物交换吃才能更安全。

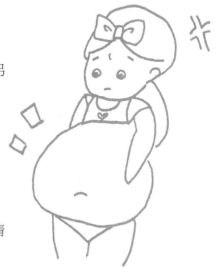

至于大家关心的"中医怎么补"请看下回分解。（黄梅）

乳腺癌术后吃什么？

王女士刚刚做完乳腺癌手术，家里人都想帮她好好补一补，可是又很担心万一没补对帮倒忙。这种担心并非多余，乳腺癌术后饮食调理的目的主要是帮助患者恢复气血阴阳平衡，以下几个方面是需要注意的：

（1）乳腺癌手术本身会直接损耗气血，导致患者术后气血不足，主要表现为疲倦、汗出较多、气短、头晕等。中医认为"有形之血不能速生，无形之气当先急固"，这个阶段应以"补气"为主，可以用人参、北芪、党参等补气药煲汤或清炖，不主张过早使用熟地、阿胶等补血养阴的药物。推荐：党参15g、北芪50g、当归10g、大枣10g、陈皮10g加入生姜30g煲瘦肉汤。冬天将瘦肉换成羊肉温补效果会更好。

（2）中医认为"脾胃为气血生化之源"，要想康复快，固护脾胃非常重要。乳腺癌患者术后卧床时间长、活动少，易导致胃肠功能紊乱，主要表现为胃口不好、腹胀、便秘或腹泻等。因此饮食宜清淡易消化，少食多餐，不暴饮暴食，不吃难消化食物如粽子、番薯，少食用寒凉食物。推荐：党参15g、白术15g、茯苓20g、山药20g、陈皮10g、薏苡仁20g、生姜30g煲瘦肉汤。

（3）注意体质类型和时令特点。例如阴虚体质的人易表现出形体消瘦、口燥咽干、面部潮红、手脚心发热、大便干硬等特点；阳虚体质的患者表现为怕冷，口淡不想饮水，喜热饮，小便清长，大便稀溏等，不同体质调理方法完全不同，因此每位患者应向自己的医生请教，明确自身体质，制定个体化调理方案。调理的同时还要注意时令特点，例如在干燥的季节注意养津，寒冷的季节注意补阳。（黄梅）

乳腺癌术后，保持良好外形很重要

乳腺癌术后，许多患者会因为乳房的缺陷或者外形的改变、化疗后的脱发等，生活上引发很大的困扰，从而感到不知所措、无助、自卑，不愿参加各种社交活动等，严重影响身心健康和自信程度。良好的乳房外形能赋予女性美丽及自信，乳腺癌患者更应保持良好外形，充分展示自己的魅力。

1. 重塑乳房外形。

（1）佩戴义乳：义乳是使用医用硅胶制成的人工假乳，将大小适合的义乳装入专用文胸夹层中即可重塑乳房良好外形，为非创伤性的体外乳房重塑，轻松简便、无风险。

（2）乳房重建术：通过手术进行乳房假体植入或自身组织皮瓣修补，外形相对更完美，也能修复女性心灵上的缺失感。

2. 加强功能锻炼。

乳腺癌术后有可能会出现脊柱弯曲、肩膀倾斜、患侧上肢功能障碍等身体外形的改变，如何恢复？这个时候坚持功能锻炼尤为重要。功能锻炼可促

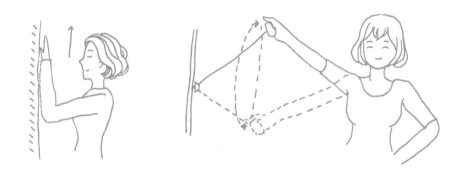

进患侧上肢血液循环及淋巴循环，预防患侧上肢水肿的发生，也可预防由于瘢痕挛缩造成的患侧上肢功能障碍，尽快恢复日常生活能力。患者在日常生活中应注意自身行为举止，重新完善自身形象，增强信心，重返工作岗位。

3. 参与社会活动。

化疗后患者常会出现脱发、皮肤色素沉着等相貌改变，从而导致自卑心理，不愿再穿着打扮及参与社交活动。事实上，良好的外形更能激起患者对生活的热爱，给患者带来积极的心态，重拾康复的信心。因此患者应该注重穿衣打扮，善于应用服饰取长补短，佩戴合适的假发、搭配各形各色的头巾，以合适的妆容及自然得体的举止来展现自己高雅的气质和独有的风采。

（周坚）

乳腺癌术后患侧上肢为何抬不高？

最近做了乳腺癌根治术的李阿姨可纳闷了："已经做了手术2个月，伤口都已经长好了，可怎么手术侧的手还是抬不高呢？是不是手术没有做好啊？"原来这是乳腺癌根治术后的并发症之一——患侧上肢功能障碍，主要表现为术侧上肢难以抬高，肩关节活动度受限，肌力下降，可能伴有患侧局部皮肤麻木、疼痛、烧灼感，严重者影响患者的日常生活、工作和运动。患侧上肢功能障碍的主要原因有哪些呢？

1. 手术相关因素。

手术方式与乳腺癌术后上肢功能障碍密切相关。乳腺癌手术有时需切除患侧的乳腺、胸大肌、胸小肌、腋窝淋巴结、血管及神经等，愈合过程中肌肉萎缩或纤维化、关节挛缩发硬、切口愈合时形成瘢痕挛缩等均会使肩关节活动度受限，造成患侧上肢运动性障碍。

2. 伤口愈合情况。

若胸部伤口愈合不良，会导致出血、感染、皮下积液、皮瓣坏死等术后并发症，使功能锻炼不能正常进行，患者不敢活动，影响患侧上肢功能的恢复，也造成一定程度的患侧上肢活动障碍。

3. 不适当的功能锻炼。

乳腺癌术后患侧上肢运动的开始时间过早，往往造成皮下积液或血肿；肢体运动的时间过晚可能会导致废用性肢体障碍。另外，如功能锻炼的方法不恰当，也不能达到促进肢体功能恢复的目的。故术后适当的功能锻炼能促进全身和局部的血液循环，加快患侧上肢消肿，防止废用性肌肉萎缩、关节强直等。

4. 放疗因素。

术后辅助放疗可引起淋巴管扩张、水肿，继之结缔组织增生、炎性细胞浸润、淋巴管纤维化，造成淋巴回流障碍，严重时可致腋窝纤维化，增加上肢淋巴水肿的发生率，从而影响术后肩关节功能的恢复。

患者应该放松心情，在医务人员的指导下坚持进行功能锻炼，促进患侧上肢功能早日恢复。（周坚）

乳腺癌术后如何进行康复锻炼？

手术治疗在乳腺癌综合治疗中占重要地位，但仍会对机体产生较大创伤，尤其是乳腺癌腋窝淋巴结清扫等手术方式容易造成上肢淋巴水肿，严重者会引起患侧上肢功能障碍。正确、及时的功能锻炼可以大大减少乳腺癌术后并发症的发生。

（1）功能锻炼应在医护人员指导下进行，过早会影响患侧胸部皮肤与胸壁贴附，过晚又会引起患侧上肢水肿、肢体僵硬、瘢痕组织挛缩等功能障碍，也就是患者常常说的"我的手举不起来""我的腋窝像有一根筋扯着""我的手怎么肿了"。因此，功能锻炼应循序渐进，防止过度活动造成损伤。

（2）术后24小时内患肢应保持肩关节制动，术后第1天至腋下和/或胸壁引流管拔除之前，以指、腕、肘关节活动为主，可做握拳、转腕、屈肘等锻炼，避免肩关节外展运动。

（3）术后1周内需要限制肩膀活动，术后康复锻炼第一步是在保持肩关节制动的情况下，活动肘关节及前臂，防止关节僵硬，恢复上肢肌力。这时我们可以做：①握球、抛球运动。患侧手握弹力球，一松一握反复进行，可同时配合屈肘运动。或将弹力球抛出，再借皮筋将球收回接住，反复多次。尤其适合前屈功能受限的患者。②耸肩运动。患者耸肩，以肩头划圆圈，反复多次，对放松肩关节局部的肌肉有帮助。

（4）在拔除管道第2天，如无特殊情况，可开始做肩部运动，重点松解肩关节粘连，尤其是前屈、外展功能受限或上举功能受限的患者。推荐爬墙运动：患者面对墙，先用健侧手沿墙壁向上爬伸至最高点，随后逐渐抬高患侧上肢至所能达到的最高点；再侧身对墙，患侧上肢从肩部开始沿墙向上逐步爬升至所能达到的最高点。注意患侧上肢爬伸到最高点后应停留1~2分钟，使粘连的软组织得到充分的拉伸松解，再从最高点慢慢放下来，应避免快速放下；侧身爬墙时身体始终保持端正，上半身不要转动。整个爬墙运动过程中，强调肘部务必伸直，每天逐步提高摸高点。需注意，两侧手臂同时锻炼，才可达到更好的拉伸效果。另外还有上肢旋转运动、上肢后伸运动、外展运动以及运用肩梯、滑轮等辅助器材的运动。还可将功能锻炼融入到日常生活中，如用患侧手拿梳子梳对侧头发，用毛巾搓后背等均能起到锻炼作用。

功能锻炼要求每天1~3次，每次20~30分钟，锻炼时间应在6个月以上，前3个月尤为重要。康复锻炼的方法还有很多，总的原则是循序渐进，最大限度恢复关节功能和上肢肌力。我们建议每个患者应和医生配合，根据不同的情况进行有针对性的锻炼。进行功能锻炼时调整好呼吸，保持愉快的心情，能达到事半功倍的效果！（周坚　李军）

乳腺癌患者围手术期功能锻炼护理指引

1. 乳腺癌患者围手术期进行功能锻炼的目的及意义。

（1）促进患侧上肢血液循环及淋巴循环。

（2）预防患侧上肢水肿的发生。

（3）预防患侧上肢由于瘢痕挛缩而造成废用性萎缩和上肢功能障碍。

（4）恢复日常生活能力，提高生存质量，重新完善自身形象，增强信心，重返工作岗位。

2. 乳腺癌患者围手术期功能锻炼指导。

◇ 手术前：

（1）向患者解释术后功能锻炼的目的及重要性。

（2）向患者发放功能锻炼手册。

（3）结合手册，简要指导患者功能锻炼。

（4）强调指出患者术后至拔管前患侧上肢上臂紧贴胸壁，不做外展、前后摆动动作。

（5）术后可做深呼吸以减轻伤口疼痛，缓解紧张情绪；踝泵运动促进下肢血液循环。

深呼吸运动：用鼻吸气，使胸部扩张，然后用口呼气，重复5次。休息片刻，再重复做深呼吸运动。

腿部踝泵运动：手术后可将脚板向上、向下活动约20次，促进下肢血液循环。

◇ 术后当天：

（1）患者卧床休息，患侧上肢予手吊兜承托，指导患者患侧上肢上臂紧贴胸壁，不做外展、前后摆动动作。

（2）患者麻醉清醒后，状态好可以适当活动患肢手指，如数手指。

（3）双下肢及健侧上肢可自由活动。

◇ 术后第1天：

指导患者开始做患侧上肢腕关节的主动活动：包括握拳及转腕活动。

握拳：为患者发放功能球，指导患者可用健侧肢承托患侧肢肘关节，避免外展，患肢手指用力握拳再完全张开为1次；或者单手持小球，用力握紧一放松，重复10次。

转腕：腕关节旋转360°。

◇ 术后第2天至拔管前：

（1）指导患者继续坚持握拳及转腕活动。

（2）指导患者可行患侧肢前臂的屈肘及旋转活动。

屈肘：可用健侧肢承托患侧肢肘关节，避免外展，患侧肢前臂与上臂成90°，使肘关节屈至最小角度再恢复至原位置。

前臂旋转：前臂做180°旋转活动。

患者可每天行上述活动6~8次，每次10~15分钟，以不疲劳为度。

◇ 拔管当日：

（1）指导患者继续坚持患侧肢上臂紧贴胸壁，不做外展、前后摆动动作。

（2）指导患者继续坚持握拳及转腕活动，患侧肢前臂的屈肘及旋转活动。

◇ 拔管后次日起：

请示医生，开始进行全方位的功能锻炼（详见表1~表4）。

表1 拔管后全方位功能锻炼指引

动作	方法及标准	图示
握拳转腕	握拳：患肢手指用力握拳再完全张开 转腕：腕关节旋转360°，可顺时针、逆时针旋转	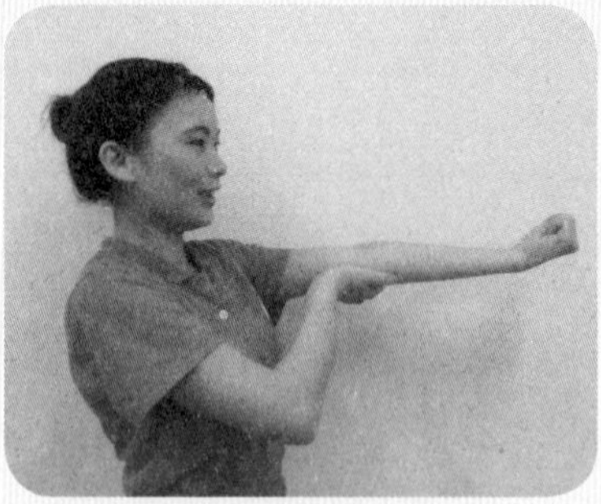
屈肘	握拳：用健侧肢承托患侧肢肘关节，患侧肢前臂与上臂成90°，使肘关节屈至最小角度再恢复至原位置 前臂旋转：活动180°为1次	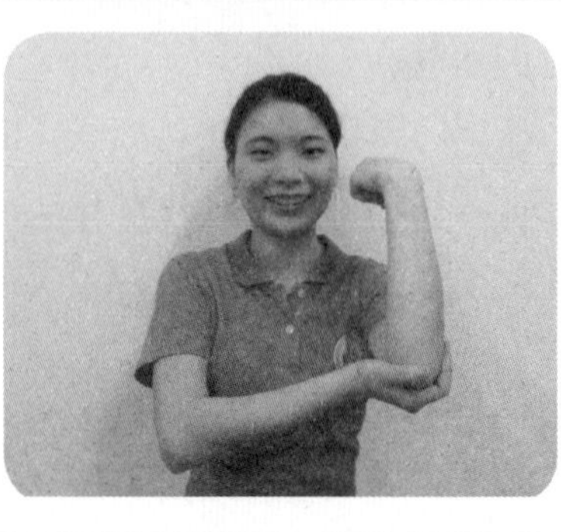

动作	方法及标准	图示
上举	方法：双手手指交叉，伸直于胸前，借助健侧肢的力量辅助双手向上抬高至头顶，与耳朵平行，注意肘关节要伸直，再恢复至原位 标准：术后2~4周抬高至与地面平行；术后4~6周抬高至头顶	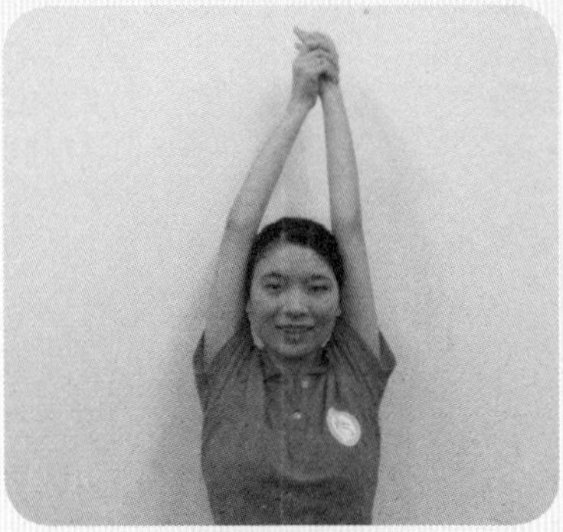
摸耳	方法：用健侧肢承托患侧肢肘关节并抬高，患侧肢手指由同侧耳郭开始沿头部曲线向上爬高，绕过头顶直至对侧耳郭 标准：术后2~4周摸至头顶；术后4~6周摸至对侧耳郭	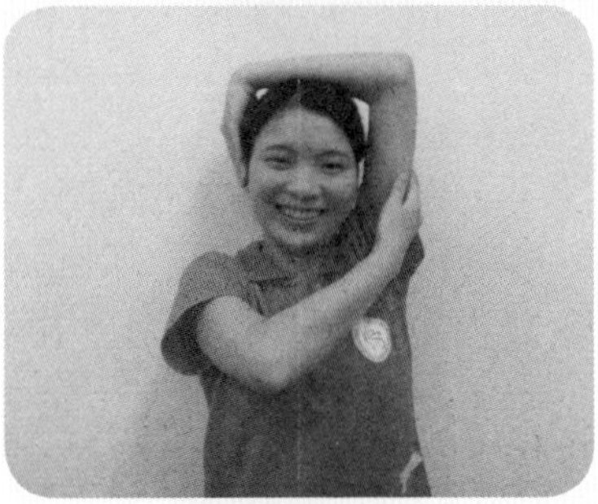
爬墙	方法：①患者面对墙壁，双脚贴近墙角，健侧肢承托患侧肢肘关节，辅助患侧肢与肩齐平，向上爬至最高点停留10秒，再徐徐滑下。②侧身站在墙边，患侧肢向外放在墙上，向上爬至最高点，维持10秒，再慢慢放下手臂，然后重复动作 标准：术后2~4周抬高至健侧肢所能达到高度的1/2水平；术后4~6周抬高至术前功能测定水平	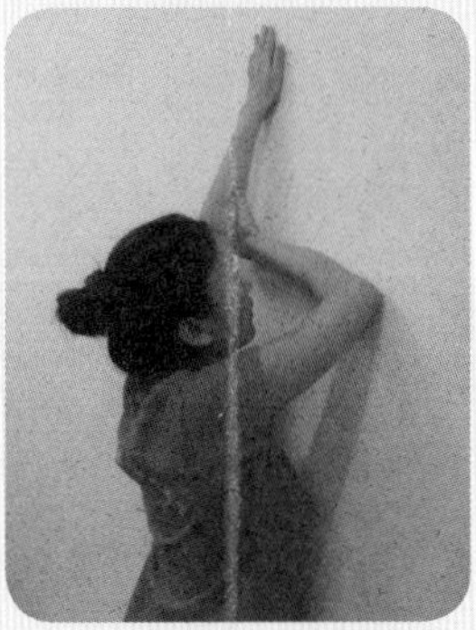
后背手	方法：双手背后，挺胸抬头，腰背要直，用健侧肢托住患侧肢向后抬高至最大角度	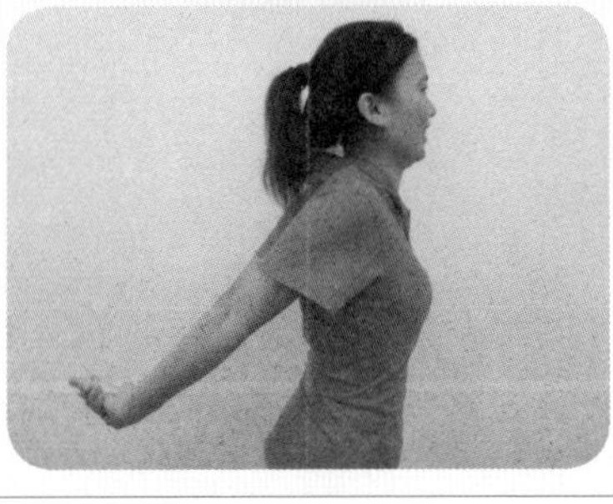

续表

动作	方法及标准	图示
抱头	方法：双手抬高从后脑抱住头部，双肘关节由内向外，向两侧完全展开至最大角度	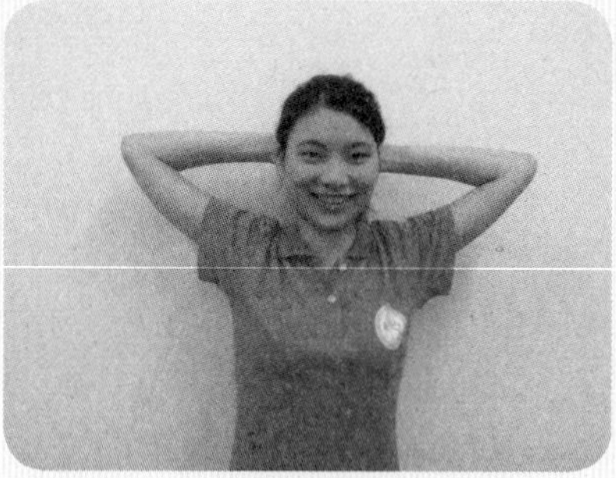
外展	方法：患侧肢自然下垂于身侧，逐渐外展并抬高至与地面平行，再恢复至原位 标准：术后2~4周可抬高至与地面平行；术后4~6周可抬高至与地面垂直	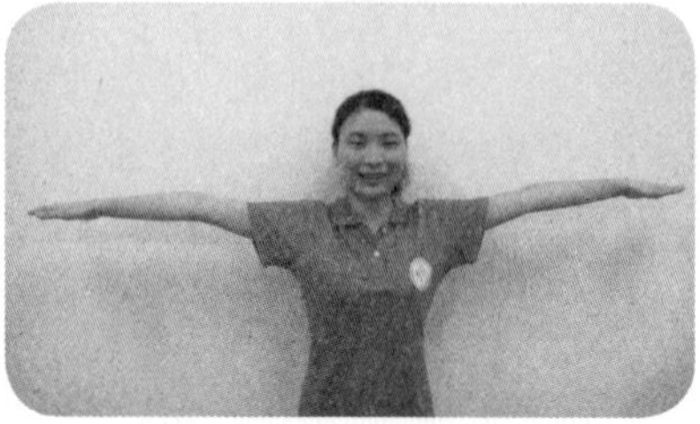

以上锻炼需要每天进行1~3次，每次30分钟。注意避免过度疲劳，应循序渐进，适可而止。对有特殊情况的患者，应酌情减少锻炼时间或延缓进行。

注意事项：①活动不宜过早或过晚；②活动的度和量要适宜；③保持心情舒畅。

表2　借助用具的运动

动作	方法及标准	图示
梳头练习	面向镜子，头部挺直，用健侧肢托起患侧肢手肘，患侧肢尝试练习梳头动作 用患侧肢手握梳子轻梳就近一边的头发，然后逐渐延伸至轻梳整个头部，不要用力过度，但要每天持续练习	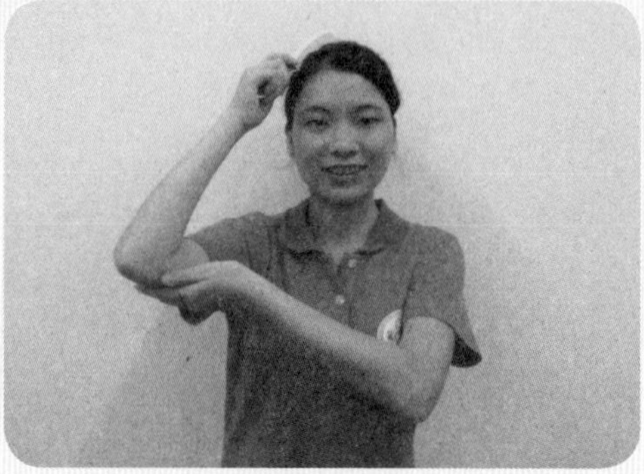

动作	方法及标准	图示
借助毛巾练习	紧握小毛巾的两端，再用健侧肢帮助患侧肢左右摆动，先由左方慢慢移向前方，然后移至右方，练习约5分钟 紧握大毛巾的两端，健侧肢放于背部上端，患侧肢放于背部下端，模仿洗澡搓背的动作，上下摆动，做10次，然后调换健侧肢、患侧肢握毛巾的位置，患侧肢放于背部上端，健侧肢放于背部下端，重复搓背动作10次	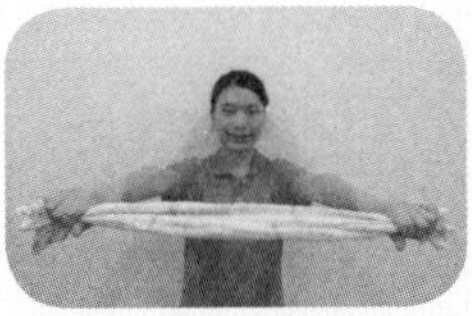 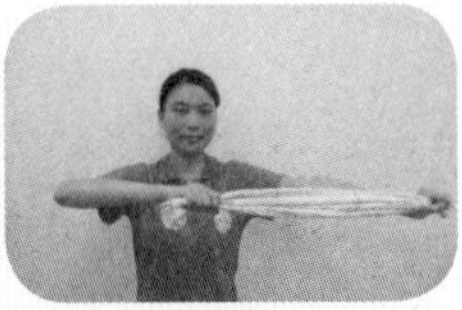 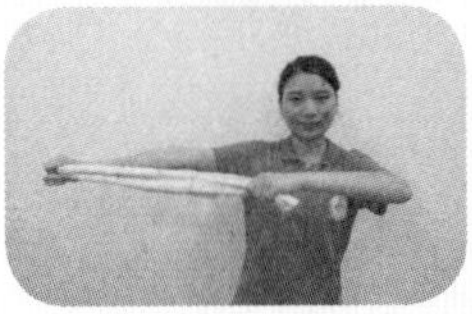 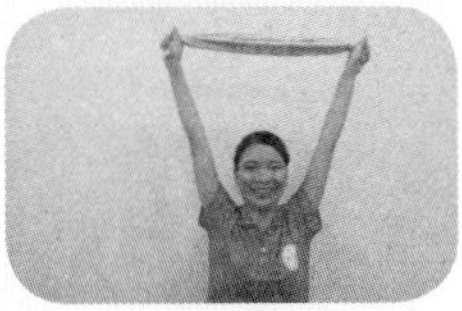 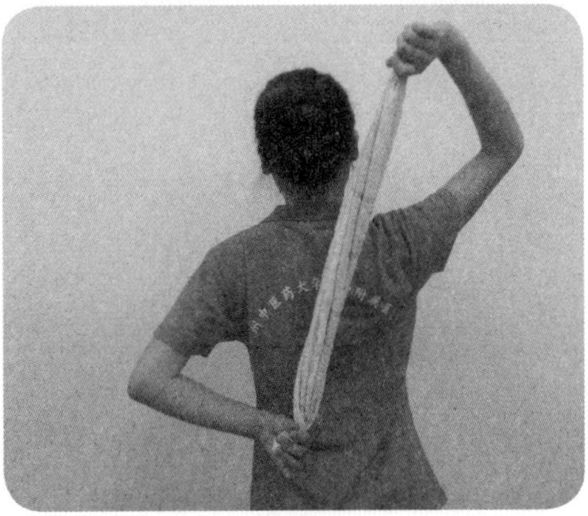
接物练习	患侧肢手拿小钱包或小袋子放于后背上端，健侧肢放于后背下端，患侧肢手松开，掉下小钱包或小袋子并用健侧肢手接住，重复动作	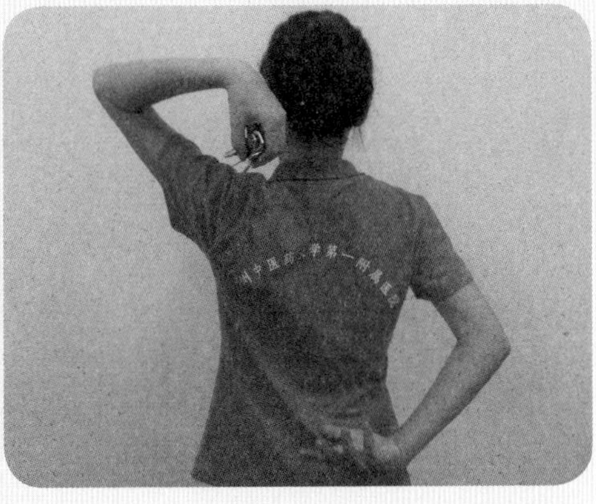

表3　乳腺癌患者围手术期功能锻炼效果及评价

动作	拔管后2~4周			拔管后4~6周		
	标准	效果	日期	标准	效果	日期
上举	患侧肢抬高至地面平行			患侧肢抬高至头顶		
摸耳	患侧肢摸至头顶			患侧肢摸至对侧耳郭		
爬墙	患侧肢抬高至健侧肢所能达到高度的1/2水平			患侧肢抬高至术前功能测定水平		
外展	患侧肢抬高至与地面平行			患侧肢可抬高至与地面垂直		

表4　双上肢肢体周径测量

时间	对比	虎口处	手腕部	腕横纹上10cm	腕横纹上20cm	腕横纹上30cm	腕横纹上40cm
术前	左手						
	右手						
术后第10天	左手						
	右手						
术后4周	左手						
	右手						
术后（　）周	左手						
	右手						
术后（　）周	左手						
	右手						

乳腺癌术后如何挺胸做人？

乳房赋予了女性特有的曲线美。许多女性认为，失去了乳房也就失去了女性的魅力，自己不再"完整"，再也不会受到异性的青睐。因此，失去乳房的女性渴望重新获得乳房。现代医学给我们带来了希望，一种是乳房重建术，另一种是用义乳的替代。

义乳，又称人工乳房、假乳房，是乳腺癌患者做了切除手术后选用的替代品。佩戴义乳的作用是什么呢？义乳除了保护胸部外，最大的作用就是保持身体平衡，防止斜肩和脊柱侧弯。手术后患者往往只看身体外形的变化，忽略了被切除的组织具有一定的体积和重量。失乳会使身体脊柱两侧的重量失衡而引起斜颈、斜肩和脊柱侧弯。硅胶义乳经科学计算，它的重量与未切除的乳房组织重量相近，能达到维持身体平衡的作用。

义乳根据其材质分为棉质义乳和硅胶义乳。棉质义乳呈三角形，适用于术后初期使用；硅胶义乳适合乳腺癌切除术伤口愈合后日常佩戴。硅胶义乳的款式全面，根据形状分为三角形、水滴形、螺旋形、腋下弥补型、游泳专用型等。

义乳最常用的材质是医用硅胶，硅胶是一种高活性吸附材料，属非晶态物质，无毒无味，化学性质稳定，除强碱、氢氟酸外不与任何物质发生反应。该材料模拟女性的乳房，色泽逼真、手感柔软、富有弹性、贴合胸部、触感逼真。

义乳的使用方法非常简单，只需要将大小合适的义乳放进专用文胸的夹层中，调整至两侧对称；以正常穿戴文胸的方式调节肩带、背扣松紧即可。乳腺癌术后患者佩戴义乳一定要随时提醒自己抬头挺胸，把自信、美丽及活力展现出来。（周坚）

如何正确佩戴义乳？

乳腺癌患者常常担心手术切除乳房后，自己的身体从此失去了女性特征，影响自信和社会活动。随着医疗技术的进步，可以进行乳房重建术，满足患者爱美的需求，而不愿行重建手术的患者，则可佩戴义乳，以维持形体美。

佩戴合适的义乳，不但能维持身体平衡，减少因两侧不对称而引起的颈肩痛，防止术后发生斜肩和脊柱侧弯等情况出现，有效弥补术后胸部缺陷，塑造优美形体曲线，重树信心；而且能保护术后"皮包骨"胸腔，在受到强大撞击时能起到高弹性缓冲外力的作用，有效防止外力对胸部的伤害。

1. 什么时候是佩戴义乳的最佳时机？

一般手术后初期（术后1~4周），此时伤口未痊愈。为了避免外力对胸部的伤害，可佩戴海绵义乳以渡过这脆弱的阶段。由于海绵重量极轻，不能维持身体平衡，故不适合长期佩戴。手术后6~8周，伤口已经完全愈合后，进行乳房全切术的女性便可佩戴有重量的硅胶义乳以保持身体平衡。

2. 如何正确选择义乳？

（1）评估手术伤口愈合情况：确保伤口愈合良好，无血渍、流脓或开放性伤口，无引流管。

（2）根据自身手术情况及刀口创面选择义乳。

（3）根据所测量文胸的尺寸及健侧的乳房形状选择义乳。文胸测量尺寸，国内外不一样，不同品牌也不一样，根据具体情况进行测量及选择。

（4）根据自身身体的综合因素（体形、安全性及自由度）选择义乳：由于年龄、工种、社交需要等方面的不同，在佩戴义乳时要结合自己的舒适度来选择适合自己的义乳。

（5）测量胸围时要站直，双手自然下垂，保持呼吸正常，不要穿着衣服测量。在测量时请将皮尺平贴在皮肤上，松紧适度，不宜过于紧绷!

（6）穿戴上文胸后的检查：①文胸松紧应当合适，不宜过紧，文胸的下部应始终保持在同一水平线上;②是否所有胸部组织都在罩杯以内?③罩杯是否填满,是否有折皱?④肩带松紧是否合适?⑤穿上的感觉如何,舒适吗?

3. 为什么佩戴义乳的一侧有明显的汗珠?

由于全切手术是把乳房切除,将周围的组织及皮肤拉合后缝合伤口,局部皮肤组织的汗腺、毛囊被大量破坏,排热功能受损,所以佩戴义乳一侧体温会偏高从而出汗;一侧乳房被切除以后,胸前流的汗会向位置低的地方流淌,所以佩戴义乳的一侧感觉汗水会多。

4. 义乳产品可以戴几年?

义乳硅胶成分稳定性检测报告是10年,但是佩戴时的磨损以及使用不当会减少义乳的使用寿命,所以一般义乳产品可以佩戴3~5年。

(周坚　刘艳君)

义乳佩戴注意事项

乳腺癌手术后,正确佩戴义乳能令患者恢复良好的外形,树立自信心,适合自己的义乳就像是身体的一部分,无论静止还是运动义乳都不会滑动或者跑偏。如何使义乳在佩戴过程中使用寿命增长,日常保养至关重要,以下介绍相关的义乳保养方法。

1. 四要。

(1)贴身型义乳要使用专业的清洁液清洗,再用温水冲洗干净,自然晾干即可;不可使用毛巾或者纸巾擦拭黏性硅胶表面,以延长黏性硅胶的使用寿命。

(2)非贴身型义乳可根据个人的使用情况(几天或1周内)对义乳进行清洗,主要清洗义乳表层油脂及皮屑;清洁时使用30~35℃的清水清洗,水温不超过45℃为宜,自然晾干即可。

(3)不佩戴时将义乳放入义乳定型盒中以保持义乳固有形状,旅行时只携带义乳旅行装即可。

(4)建议义乳搭配专业的义乳文胸使用,以保护义乳不因文胸插袋大小及面料不合适而减少义乳使用寿命。

2. 七不要。

（1）佩戴过程中避免尖锐指甲及尖锐物品戳破义乳表层PU薄膜，一旦破损将不能使用。

（2）不可长时间置于太阳下暴晒或放置在高温环境。

（3）不建议频繁出入高低气压不均匀区域。

（4）不宜让孩子接触义乳，防止不必要的损坏。

（5）清洁时使用清水清洗或使用专用义乳清洁液即可，不宜使用任何非专用洗涤用品。

（6）不宜用力挤压、捏揉义乳而造成硅胶成分各部位受力不均匀。

（7）不宜接触化妆品及化学用品而影响其硅胶成分的稳定性。（周坚）

● 淋巴水肿

乳腺癌术后会出现淋巴水肿？

林女士做了乳腺癌手术，5年后某一天提重物后突然发现手术侧的患肢出现了肿胀。这是乳腺癌术后常见并发症之一——淋巴水肿。患肢常肿胀、沉重感、胀痛、麻痹或轻度压痕，皮肤表面温度升高，严重者引起手臂活动受限，皮肤表面角质化，皮肤变硬，易继发感染，引起全身发热等。

1. 术后为何会出现淋巴水肿？

淋巴水肿是因为手术时腋窝淋巴结的清扫切断了上肢的淋巴回流通路，或者放疗、外伤等因素引起的组织破坏和（或）组织纤维化，造成局部软组织粘连及小血管和淋巴管减少、受压、变窄，使血液、淋巴液回流障碍，局部循环减慢或受阻引起的。

淋巴水肿与以下因素有关。①治疗相关因素：如手术治疗、放射治疗等，放射治疗造成放射野内的静脉闭塞，淋巴管破坏，还因局部肌肉纤维化压迫静脉和淋巴管导致上肢淋巴水肿；②肿瘤相关因素：肿瘤分期、是否合并淋巴结转移及乳腺癌发生部位等，都与上肢淋巴水肿的发生密切相关；③年龄大、肥胖、合并高血压等都会增加淋巴水肿的发生率；④术后感染、腋窝积液或损伤亦可导致淋巴水肿。

2. 淋巴水肿有什么危害？

淋巴水肿对自理活动，如拉背部拉链、梳头等造成影响，再加之上肢的肿胀、变形等导致患者产生自卑心理及情绪低落，严重者可导致无法工作，影响术后生活质量。

淋巴水肿一旦出现容易复发，并会自行加重，因此，患者应该关注自身患侧肢体情况，并根据医护人员指引进行预防。专家呼吁："关注淋巴水肿，及早预防，及时治疗！"（周坚）

乳腺癌术后如何预防淋巴水肿？

乳腺癌术后，特别是乳腺癌根治术后，我们会反复叮嘱患者注意保护患侧上肢，避免拎重物及测量血压，避免患侧上肢输液、外伤及蚊虫叮咬等。很多患者朋友不以为意：乳腺癌怎么会跟手臂有关系呢？

1. 为什么术后会水肿？

乳腺癌像其他癌一样，可沿淋巴管发生转移，最常见的转移部位就是腋窝淋巴结。因此，乳腺癌根治术的切除范围包含了乳房和腋窝淋巴结等。

传统的乳腺癌根治术或改良根治术，腋窝淋巴结进行了彻底清除，破坏了腋窝区域的淋巴管道。患侧上肢的淋巴液无法顺利回流，则出现患侧手臂水肿。

部分患者虽淋巴管道运输能力下降，但勉强还可维持，平时水肿并不明显；但在负重、上肢感染等情况下，进一步增加了淋巴系统的负荷，淋巴管道阻塞，淋巴液回流受阻，就会导致患侧上肢迅速水肿，且水肿很难消退。

因此，乳腺癌术后，尤其是做了腋窝淋巴结清扫的患者，一定要格外注意保护"公主手"。如出现患侧手臂沉重感、胀痛、麻痹或轻度压痕，或红肿灼热，或表面角质化、皮肤变硬等情况，就需要警惕，必要时回院检查。

2. 术后如何预防淋巴水肿？

预防术后上肢淋巴水肿，应在医护人员的指导下进行上肢功能锻炼。平时注重患侧上肢皮肤的护理，避免外伤、皮肤病、蚊虫叮咬等引发感染；避免患肢抽血、注射、量血压或静脉注射；避免患侧肢提5kg以上的重物及做俯卧撑等双手向下支撑的动作；不要穿过紧的衣服；避免泡过热的水，避免日光浴、泡温泉等。如手臂已出现明显水肿，需及时去医院就诊。（石新蕾）

乳腺癌术后淋巴水肿怎么办？可用综合消肿疗法！

乳腺癌术后上肢淋巴水肿会给患者带来形体上难以掩饰的差异和改变，可增加感染概率，出现肢体无力等症状，给患者造成心理和生理的巨大压力，使其身心健康受到严重损害。目前，国际淋巴水肿协会确认治疗淋巴水肿最有效的物理治疗方法是综合消肿治疗技术，推荐"综合消肿疗法"作为乳腺癌术后患者淋巴水肿的主要治疗方法，其治疗效果也得到临床医护人员的广泛认同。

淋巴水肿治疗金标准"综合消肿疗法"，主要包括了：皮肤护理、手法淋巴引流、弹力绷带加压包扎、功能锻炼、健康教育等。

1. 皮肤护理。

淋巴水肿导致组织间液淋巴增多，淋巴富含蛋白质，长期刺激结缔组织，脂肪组织被纤维化，皮肤变粗糙、变硬，故应保护好皮肤，避免切伤、擦伤，蚊虫叮咬（尤其敏感皮肤），防止感染。同时要做好皮肤清洁，可外涂无化学添加剂的润肤剂。严格卫生防护，做好皮肤清洁和完整性护理；观察患者皮肤有无角质化、真菌感染、淋巴液漏、溃疡、淋巴管炎等皮肤并发症，如皮肤有创口应及时处理，促进伤口尽快愈合。

2. 手法淋巴引流。

由护士用轻柔的手法进行徒手淋巴引流，予刺激正常区域淋巴结及分段刺激近端淋巴液回流后，护士在患侧肢体从远端向近端沿浅表淋巴管走行方向用环状推进、旋转推进、勺状推进的手法进行淋巴引流。

3. 弹力绷带加压包扎。

包扎应选取低弹力绷带，保证肢体血运；在包扎时注意保护好皮肤，按需选用合适的衬垫，对蛋白纤维化明显区域，可选用高密度泡沫衬垫。包扎时采用加压包扎方法，包扎好后注意观察指甲的颜色、指尖感觉等有无异常。

4. 功能锻炼。

功能锻炼在弹力绷带包扎或穿戴压力袖套的情况下进行效果更好，指导患者在弹力绷带包扎下行握拳、屈肘、抬高患侧肢等功能锻炼，并注意末端指甲颜色、指尖感觉等有无异常。

5. 健康教育。

指导患者学习预防淋巴水肿的方法及日常自我护理措施，如避免患侧肢输液、量血压或佩戴过紧的首饰；不用患侧肢进行抢、摔、拉、按、提负重物的动作；尽量避免患侧肢皮肤损伤；避免过热、过冷刺激等；外出时间长或乘坐飞机时佩戴弹力袖套等。

综合消肿治疗通过皮肤护理，以手法淋巴引流为主，联合绷带加压包扎、功能锻炼等疏通周身体表淋巴引流区交通支，促进淋巴液回流，减小患侧肢淋巴液的潴留，使患侧肢体积均匀缩小，皮肤颜色、弹性等症状明显改善，具有安全、无创、无痛、疗效持续时间长等优点。综合消肿疗法对任何程度淋巴水肿均有疗效，尤其对重度上肢淋巴水肿的治疗效果显著。

淋巴水肿目前没有办法根治，且病情容易反复，淋巴水肿的控制目标是延缓水肿进展和减轻症状，患者应坚持治疗和锻炼。综合消肿治疗应由接受过淋巴水肿疗法专业培训的医护人员实施。

有些医院乳腺科开设了乳腺专科护理门诊以及乳腺理疗康复室，有很好的防治淋巴水肿的经验，如患者发现术后患侧肢淋巴水肿，可立即到上述门诊或理疗康复室咨询。（周坚）

● 术后综合征

乳腺癌术后"冻肩"怎么办?

乳腺癌术后出现"冻肩"是由于患者行乳腺癌根治术后,因瘢痕挛缩,肩关节活动减少,导致肩关节周围粘连,再加上患者因害怕疼痛而不敢进行功能锻炼等导致,主要表现为患侧肢肩关节活动受限,肩周疼痛和麻痹,给患者造成很大困扰。

"冻肩"治疗的要点就是"动",只有长期坚持运动康复训练,才可以有效预防乳腺癌术后"冻肩"的发生。我们建议,乳腺癌患者术后应根据医护人员的指导及早进行患侧肢的康复训练,要持之以恒,不能因为运动时疼痛就放弃了功能锻炼,不动会加重"冻肩","冻肩"又引起疼痛,形成恶性循环。

但要注意的是运动要循序渐进,运动的度和量要适宜,以免加重疼痛和引起关节损伤,同时要保持良好的心态。患者也可采用健侧肢体带动患侧肢体的联动运动,这是主动恢复肩关节功能的理想办法,效果更明显。康复过程中患者需要定期到医院评估术后患侧肢功能恢复情况。

对于症状严重的患者,医院乳腺理疗康复室及乳腺科病房均有针对乳腺癌术后肩关节功能障碍等术后综合征的中西医结合外治法,可以有效应对乳腺癌术后出现的"冻肩"、肩周炎、淋巴水肿等并发症。针对"冻肩",可通过对胸壁切口周围、腋窝部、肩背部和上臂等区域进行推拿按摩,松解粘连,促进血液循环,使紧张的皮肤得以松弛;同时辅以针灸、中药外敷、拔火罐、熏蒸等中医护理技术及电脑中频、红外线照射等仪器理疗可缓解疼痛,促进关节滑液的流动,松解粘连组织,加大关节活动范围,逐步恢复肩关节功能,让"冻肩"成功解冻。（周坚）

乳腺癌手术后在腋窝下摸到一根"筋"？

近日，一位2个月前行了乳腺癌根治术的患者慌慌张张地对我说："怎么办？才手术没多久，我又在腋窝下摸到了一根筋，像琴弦一样。这是怎么回事？是复发了吗？医生当时没有切干净吗？"我安慰了她，并对她腋窝部位进行了检查，发现在患侧肢腋窝至上臂部位可扪及一条条索状的结构，原来这就是乳腺癌术后患肢并发症之一——腋网综合征。

腋网综合征是乳腺癌患者行腋窝淋巴结清除术或前哨淋巴结组织检查早期出现的一种临床综合征，表现为突发性上肢疼痛，肩关节外展时加重，同时出现起自腋窝并向上臂内侧、肘窝、手部放射的皮下条索状结构，伴有紧绷感或牵拉感，严重时可累及乳腺、胸腹壁皮下。腋网综合征是一种良性的自限性临床综合征，即使没有进行任何治疗，大多数患者也可以在2~3个月内自行缓解。腋网综合征具有典型的临床症状，如肩关节外展活动受限、牵拉感、疼痛以及进行性延长的皮下条索状结构等，常给患者带来沉重的心理负担，严重影响生活质量，对患者术后身心健康的恢复带来不良影响。

腋网综合征可能是由腋窝淋巴结手术引起淋巴和静脉及其周围组织损伤，释放组织因子导致周围组织处于高凝状态；腋窝淋巴组织切除会引起淋巴管损伤，从而导致淋巴液外流，继而引起相应的淋巴及静脉管道闭塞并出现炎症，形成可扪及的条索状结构。乳腺癌术后组织在自我修复过程中，淋巴静脉管发生重建恢复再通，腋网综合征的临床症状将逐渐消失，进而表现为自限性病程。虽然腋网综合征为自限性疾病，但自我组织恢复过程时间较长。乳腺癌术后早期功能锻炼可改善患侧肢活动能力，避免组织过度瘢痕化，肢体活动和锻炼可使挛缩的瘢痕组织软化，使疼痛随之缓解。然而过早的功能锻炼及过度运动易损伤新生的肉芽组织，会加重炎症渗出，故掌握合适的锻炼时机和正确的锻炼方法对腋网综合征症状的控制有重要作用，应在医护人员指导下，循序渐进进行功能锻炼。

腋网综合征起病突然，临床症状明显，常被患者误认为是癌症转移复发，严重影响患者的身心健康。虽然该病并不影响疾病预后，但其临床症状常给患者带来严重困扰。一些医院针对乳腺癌手术后腋网综合征采用中西医结合方法治疗，如推拿松解法、中药外敷、中药涂擦、红外线照射等相结合的方法，具有良好的效果。中西医结合方法简单易行，具有松筋理络解痉的作用，一定程度上减轻患肢疼痛，软化索带，促进关节活动恢复，几乎无毒副反应、疗效好，深受患者欢迎。（周坚）

（二）化疗

● 化疗后注意事项

化疗这么伤身体可以不做吗？

在早期乳腺癌的治疗中，化疗是非常重要的方法，而许多患者会感到恐惧："化疗的副作用这么大，我可以不做吗？"对于这个问题，我们主要从以下方面来考虑：

1. 复发风险及化疗获益高低。

乳腺癌术后复发风险的高低，主要从以下几个因素来评估：乳腺癌的病理类型、病灶大小、组织学分级、脉管有无癌细胞浸润、区域淋巴结的转移情况、发病年龄、ER、PR、HER-2的表达情况等。根据ER、PR、HER-2、KI-67的表达情况，乳腺癌分为LuminalA、LuminalB、HER-2阳性及三阴性乳腺癌4种类型，每一种类型化疗的获益不同，LuminalA型化疗的获益比较小，三阴性乳腺癌化疗是最重要的全身治疗方法。

因此，不是所有乳腺癌的患者都必须化疗，临床医生会根据肿瘤的复发风险以及病理分型为患者做出是否需要化疗的推荐。一般来说，如果浸润性肿瘤最大径超过2cm、组织学分级2级以上、淋巴结转移阳性需要化疗的可能性就比较高，尤其是三阴性乳腺癌，应用化疗可以获得更长的无病生存时间及更高的治愈率，因此，化疗是必要的治疗手段。对于部分低危的患者，例如肿瘤<1cm、无淋巴结转移的LuminalA型的乳腺癌，化疗的获益不明确，这些患者就不一定需要化疗了。

2. 患者能否耐受化疗。

化疗前必须充分评估患者的全身脏器功能，判断其能否耐受化疗。对于老年患者，化疗可能带来临床获益，但必须慎重权衡利弊。年老体弱且伴有严重内脏器质性病变的患者，不适宜化疗；妊娠早期的患者，也不适合化疗。

化疗是一把双刃剑，中医药的介入可以进一步降低化疗的毒副反应，医生和患者通力合作可以轻松渡过化疗关。（吴代陆）

化疗需要注意什么？

化疗药物可以杀灭癌细胞，由于药效遍及全身，也会影响正常的、健康的细胞，产生一系列毒副反应。常见的化疗毒副反应有骨髓抑制、胃肠道反应、脱发等，患者需要注意以下几点：

1. 骨髓抑制。

化疗后最常见、最需要关注的不良反应就是骨髓抑制，大多数骨髓抑制均可在停用化疗药物后一段时间恢复正常。乳腺癌化疗后骨髓抑制低谷一般发生在化疗后的7~10天，建议患者根据医嘱定期复查血象。化疗后患者应注意眼睛、鼻、口、生殖和直肠部位的清洁，减少感染发生，并观察局部有无红、肿、热、痛等已被感染的迹象和症状。如果出现血小板下降，要警惕出血风险，注意观察有无牙龈出血、黑便以及皮肤瘀点瘀斑，避免碰撞、跌倒以及锐器损伤等。

2. 胃肠道反应。

化疗药物会引起恶心、呕吐、腹胀、便秘、腹泻、食欲不振等胃肠道反应，其中以恶心、呕吐最为多见。生姜具有温胃止呕的作用，患者可以频服姜汤（生姜汁1汤匙、蜂蜜2汤匙加开水调匀）或用生姜煲汤等方法减轻恶心、呕吐的不适。中药封包、穴位贴敷、中药熏洗等中医护理技术，对于缓解化疗后胃肠道反应也具有很好的效果。

3. 化疗后周围神经毒性。

由于化疗药对周围神经的损害，患者会感觉到手脚发木、发麻，甚至感觉比较迟钝。这时应该注意四肢的保暖，避免磕伤、撞伤和烫伤，可用温水或中药浸泡四肢，起到温经通络的作用，减轻麻木不适感。

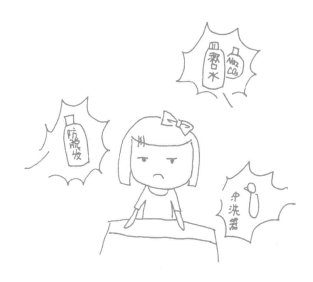

4. 脱发。

女性朋友比较在乎的毒副反应还包括脱发，这种脱发不是永久性的，化疗结束以后大多数患者头发可以再生，所以不需要太过担心。化疗期间可以用戴假发和头巾等方法维持外在形象。（周坚）

化疗期间该怎么吃？

化疗是乳腺癌的重要治疗手段。对患者来说，化疗阶段身体的营养状况十分关键。

1. 化疗前饮食。

化疗会对身体造成一定的消耗，因此化疗前需要进行能量及营养储备，多进食高蛋白、高热量、富含维生素的食物，如鸡肉、牛肉、猪瘦肉、鱼肉、鸡蛋、五谷杂粮、新鲜蔬果等。

2. 化疗当天饮食。

部分患者在化疗过程中就已开始出现恶心、呕吐等消化道症状，所以当天应少食多餐，减少食物在胃中停留的时间，化疗前后2小时尽量不进食，宜进食清淡、易消化食物，忌食辛辣、刺激、油腻食物。餐后不宜立即平躺，避免食物反流加重症状，可食用陈皮、话梅、生姜等和胃止呕的食物以减轻症状。

3. 化疗后饮食。

化疗后数日内消化道症状仍较明显，食欲下降，这时不必强迫自己多进食。进食仍以高蛋白、高热量、高维生素、清淡、易消化食物为主，少量多餐。可配合健脾消食、和胃止呕的药材，如党参、黄芪、紫苏叶、佛手、生姜、陈皮、山楂等，控制用量，以免药材气味过浓引起恶心、呕吐。

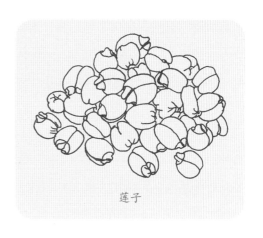

莲子

化疗后伴腹泻，可以粥类为主食，忌食油腻、生冷食物、奶制品，可进食健脾祛湿、涩肠止泻的食物及药膳，如党参、黄芪、五指毛桃、山药、薏苡仁、芡实、莲子、乌梅等。

化疗后2周内，部分患者出现粒细胞下降、贫血等骨髓抑制情况，这时除了药物干预以外，饮食上可多补充富含铁元素的食物，如动物肝脏、蛋黄、葡萄、杏仁、菠菜等，药膳可选用益气补血的药材，如黄芪、党参、当归、生熟地、阿胶等。

除了以上饮食建议，患者化疗期间可门诊随诊，配合中药调理，更有效地减轻化疗毒副反应，顺利完成治疗。（吴代陆）

乳腺癌化疗后，口腔溃疡怎么办？

口腔溃疡，俗称口疮，这里所说的口腔溃疡，特指化疗相关口腔黏膜炎，是乳腺癌化疗患者常见的问题，发生率高达24.8%~67%。它是化疗药物对黏膜直接破坏、口腔局部微环境改变、化疗后骨髓抑制及患者内分泌紊乱等多种因素相互作用的结果，常出现在唇内侧、舌头、颊黏膜、前庭沟、软腭等地方。外观上一般是单个或多个大小不一、深浅不等的圆形或椭圆形凹陷，表面有层灰白色或黄色的膜，边界清楚，周围黏膜红肿。

一般的口腔溃疡经过7~14天，即使不用药也能够恢复，但在化疗期间发生者，可直接影响患者的营养补充，甚至导致患者滴水难进，痛苦异常。因此需要针对性的全程管理。①饭后漱口，刷牙用软毛牙刷；②饮食清淡，以易消化、半流质食物为主，如米粥、面条等；③忌油腻、粗硬、辛辣刺激食物；④避免熬夜，戒酒烟；⑤多饮水，多吃瓜果蔬菜；⑥若疼痛明显，取1~3片维生素C片研成碎末，或将大蒜表皮撕掉，取包裹蒜瓣的透明薄膜，敷在口腔溃疡处；⑦内服中药，化疗药多为攻伐苦寒之品，最易伤及脾肾，此时发生的口腔溃疡属脾肾阳虚体质者居多，"水寒不能潜龙"，下焦阳虚则相火不能归位，其火多为虚阳上越之浮火，宜采用引火归元之法，方选潜阳封髓丹，具体方药为附子15g、砂仁10g、龟板10g、干姜20g、黄柏10g、甘草6g，随证加减；⑧中药食疗，煲汤时可加些健脾益胃养阴的中药，如山药、莲子、玄参、麦冬等；⑨针灸疗法，疼痛明显时的点刺放血，效果很不错。以上用药应在医护人员指导下进行。

通过以上化疗相关口腔黏膜炎的全程管理，绝大多数患者都能在较短时间康复，并顺利完成化疗。（陆宇云）

乳腺癌化疗呕吐，中医能做什么？

化疗可以为乳腺癌患者带来提高生存率接近30％的临床获益，但是化疗导致的呕吐等毒副反应却让大家望而生畏。中医有没有方法可以减轻化疗对胃肠道功能的影响呢？

乳腺癌化疗药物对胃肠道功能的影响主要集中在前1周时间，分为急性和迟发性两个阶段。急性阶段是指化疗药物注射后24小时，患者主要表现为恶心、呕吐。这个阶段服用中药是比较困难的，可以采用生姜汁口服，配合针灸及穴位按摩，腹部中药外敷来减轻患者症状。止呕药如5-羟色胺受体拮抗剂等的应用在这个阶段也比较成熟，我们推荐两种方法同时使用，中西医结合预防化疗后呕吐效果显著。绝大部分患者只会出现轻度的恶心、食欲下降，很少出现呕吐。

患者急性期后迟发性胃肠道反应主要表现为恶心、食欲下降、胃脘胀满疼痛、疲倦乏力等，同时由于使用了中枢性止呕药，胃肠道功能受到抑制，部分患者会出现便秘。这个阶段西医没有太好的方法，中医药的优势比较明显。除了针灸等方法外，中医辨证论治就能发挥明显作用，中医认为化疗药物主要损伤脾胃，导致脾失健运，胃失和降从而出现一系列临床表现，因此中医的治疗主要从脾胃入手，通过健脾运脾、理气和胃等方法恢复脾升胃降的生理功能，能够最大限度地恢复患者的食欲，改善体力状况，解决便秘等肠道紊乱症状，帮助广大患者度过难关。

下面为乳腺癌化疗患者介绍一个帮助胃肠道功能恢复的食疗方：生姜100g、陈皮20g、白术20g、鸡内金15g，煮水后，加入白扁豆50g及粳米100g煲粥。如果食欲恢复较好可以把上述食材放入猪肚同煲。（黄梅）

化疗后恶心、呕吐巧用生姜

乳腺癌患者化疗期间，恶心、呕吐是最常见的毒副反应。如何防治化疗期间出现的恶心、呕吐现象，成为乳腺癌患者关注的重点。

中医认为，生姜味辛、微温，具有解表散寒、温中止呕、温肺止咳、增进食欲的功效。但是大家可能不知道，其实，妙用生姜对于缓解患者化疗后的恶心、呕吐等能起到很好的作用，方法如下：

（1）生姜、咸姜：患者可以在化疗前1小时，将生姜切片含服，咸姜也有同效。

（2）姜蓉蛋炒饭：将10g生姜研磨成姜蓉，热锅油开后，姜蓉小火炒香，加入鸡蛋1个翻炒至半熟，加入米饭1碗翻炒至金黄，再加入少许食盐拌匀即可。

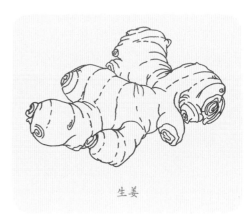

生姜

（3）生姜红枣瘦肉汤：取瘦肉500g洗净，生姜5片、红枣5颗、圆肉5颗，加入1L开水，慢火炖煮1小时，放入适量食盐即可饮用。

（4）生姜陈皮饮：生姜汁1汤匙，陈皮5g，泡开水250mL，熏蒸口鼻后饮用，有健脾、和胃、止呕的功效。

（5）生姜补血茶：生姜20g、红糖20g、红枣5颗、枸杞子10g，加500mL水煮半小时，即可饮用。

（6）生姜柠檬蜂蜜特饮：生姜汁1汤匙、新鲜柠檬2片、蜂蜜3汤匙、加温开水250mL，拌匀饮用，适合没有糖尿病的乳腺癌患者。

（7）生姜艾叶温水浴：取生姜200g、艾叶100g，煮水5L，或者按比例煮水，用来泡澡、洗头、熏蒸、沐足。

（8）生姜封包：生姜200g切片炒干备用，佛手干200g，丁香50g、陈皮20g，上述材料一起放入锅中炒热后，放入布袋子中温敷肚脐，化疗期间使用，具有芳香止呕的功效。

有了生姜的帮助，希望乳腺癌患者都能轻松度过艰难的化疗时期。

（陆慧敏）

化疗期间腹泻不能掉以轻心

多数化疗药物在使用之后身体会出现不同程度的胃肠道反应，有的药物会引起腹泻，严重的时候甚至会出现血性腹泻。

化疗引起的腹泻的临床表现主要有：①无痛性腹泻或伴轻度腹痛；②喷射性水样便，每天数次或数十次，持续5~7天，可出现在化疗当天或化疗后；③庆大霉素、黄连素等治疗无效。

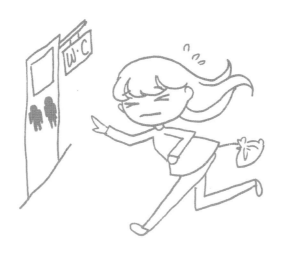

1. 化疗后出现腹泻有哪些危害。

化疗后腹泻可导致患者虚弱、电解质紊乱（如低钾血症、低钠血症）、脱水、血容量减少、休克甚至危及生命，增加心理负担，患者产生对治疗的抵触情绪，甚至使治疗半途而废，影响整个化疗计划的完成。

2. 可以尝试以下办法来控制腹泻。

（1）少吃多餐，不吃易引起腹泻和腹痛的含纤维多的食物，含纤维多的食物包括粗麦面包和麦片、蔬菜、豆类、干果、爆米花、新鲜水果。相反，吃含纤维少的食物，如精面包、精米、面条、酸奶、鸡蛋、蔬菜汤、去皮鸡肉和鱼肉。

（2）避免饮咖啡、茶、酒。避免吃甜食及油炸的、油腻的、辛辣的食物。

（3）避免食用会加速肠蠕动的食物或饮料，如牛奶或乳制品、果汁、大量的水果和蔬菜、辛辣食物等，不推荐预防性应用抑制肠蠕动类止泻药物来预防腹泻。

（4）除非特殊情况，否则多吃含钾丰富的食物，如香蕉、橙子、土豆、桃子和杏仁等。多喝水和果汁，补充腹泻损失的水分，如苹果汁、水、肉汤等。

（5）如果腹泻严重（1天内7~8次），要马上看医生。如果腹泻不见好转，需要输液来补充损失的水和营养。

（6）注意饮食卫生。化疗后腹泻厉害，一定要重视饮食卫生，不管什么食物都要清洗干净，还必须重视碗筷的消毒。

（7）多饮水。腹泻之后会出现身体缺少水分，此时为帮助身体补充腹泻丢失水分，一方面可以通过静脉输液避免出现水、电解质平衡失调，另一方面注意多饮水，日常饮食上可以吃一些流质食物。

（8）保持会阴部皮肤的清洁。多次腹泻对于肛门会造成一定影响，建议便后用温水进行清洗，并保持会阴部皮肤的清洁、干爽。

如出现腹泻伴有发热或呕吐、腹泻症状48小时内未缓解、腹泻合并有严重腹绞痛、血便或腹泻1天7次以上，则应联系医护人员接受进一步的治疗。

总之，小小腹泻也可能对患者造成致命打击，化疗患者的腹泻可迅速导致脱水、电解质紊乱、休克等危及生命的后果，因此化疗性腹泻需引起足够的重视，防患于未然。（周坚）

化疗期间便秘怎么办?

化疗以后患者可能出现不同的消化道症状,便秘就是其中一种。化疗后便秘是因为化疗药、止呕药、止痛药或其他药物引起肠蠕动缓慢,大便干结,排出困难;在活动量少或饮食缺乏液体和纤维时也会出现便秘。患者会感觉肠蠕动性疼痛、胀气、恶心,还会出现打嗝、嗳气、胃痉挛、直肠内压迫憋胀感等,严重者可造成肠梗阻。

便秘不仅导致患者出现烦躁、焦虑等问题,而且易引起肛裂的发生。化疗后患者免疫力明显下降,一旦出现肛裂则易引起肛周感染,严重者细菌可从局部破损处进入血液循环从而导致菌血症的发生,进一步影响化疗的顺利进行。化疗后便秘怎么办呢?下面介绍化疗后便秘的防治方法。

（1）把平常的大便习惯记录下来,告诉医生、护士,以便及时诊断、治疗便秘。

（2）多饮水软化大便,饮用温热液体效果很好,喝果汁也有帮助。

（3）多活动,可以散步、骑自行车、做瑜伽。如果不能下床活动,也可在床上或轮椅上做一些力所能及的锻炼。很多化疗后的患者,身体都很虚弱,没有办法做运动,可每天顺时针按摩腹部,是促进肠道蠕动的好办法,也能够从一定程度上缓解便秘的产生。

（4）饮食要注意高纤维食物的摄入,每天要摄入一定量的新鲜水果和蔬菜,馒头、大米可以不吃,果蔬一定要补得上,可适当多吃大蕉、火龙果等,利于大便软化及排出。

（5）咨询医生是否可以增加高纤维饮食（禁食高纤维食物的肿瘤患者除外）。吃高纤维食物同时多饮水能软化大便。高纤维食物包括全麦粉食物、谷类、豆类、蔬菜、水果、果仁、爆米花。

（6）避免辛辣刺激性食物,不要进食油炸食品、富含脂肪食物,不要饮用咖啡、含咖啡因的茶、可乐和酒（包括啤酒、白酒等酒精类饮料）,避免进食过热或过冷的食物。

（7）养成定时排便的习惯，晨起即使无便意，也可以去厕所蹲几分钟，坚持几天，可培养肠蠕动反射，养成定时大便的习惯。每天早晨起来，喝1杯温开水，有助于顺利排便。多喝白开水，不但能保证人体的需要，还可起到利尿、排毒、排出体内废物的作用。

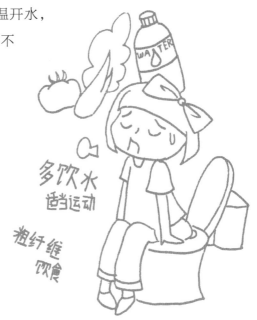

如果便秘1~2天，应告知医生，医生会给予导泻或软化大便的药物。如果停止排气、排便，伴有腹胀、腹痛、呕吐等症状时，应警惕肠梗阻发生，应立即到医院就医。

（周坚　刘婉玲）

化疗期间患者怎样增加食欲?

在整个化疗的过程中，如没有均衡、足够的营养保证，将不能顺利实施治疗计划。因此，无论在医院或在家，饮食护理都不可忽视。但往往由于化疗药物影响，患者会出现恶心、呕吐、食欲不振、食不知味、不思饮食的现象，严重影响了化疗期间的营养摄入，应注意增加品种，改善口味，如甜、酸等可刺激食欲，减少化疗所致的恶心、呕吐、食欲不振。可应用以下几种方法增强化疗期间患者的食欲。

（1）更换食谱，改变烹调方法：一种新的食物可增进食欲，比如常吃猪肉类食物的患者可更换吃鱼、鸡等。食物要有吸引力，要注意色、香、味，如番茄炒蛋、菠菜粉丝汤等，是极能刺激食欲的菜肴。改变烹调方法使食物具有不同的色、香、味，也可以增加食欲。但无论哪一种食物，烹调时一定要达到食物比较熟烂的程度，方能顺利地消化吸收。

（2）可进食开胃健脾的食物，如番茄炒鸡蛋、山楂炖瘦肉、山楂肉丁、黄芪瘦肉汤等，还有木耳、猴头菇等食品，既补气、生血又健脾胃，能减少副反应，提高疗效。

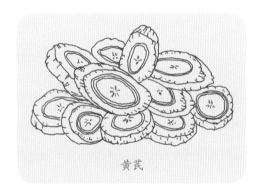

黄芪

（3）多吃维生素含量高的新鲜蔬菜和水果。这类食物不但可以增加抵抗力，还可增加食欲。有些患者认为应忌食生、冷食物，但对水果、蔬菜类应视情况对待。术后初期可吃菜汁和少量易消化的水果，每次不宜多，应少量多餐。胃肠功能基本恢复后可以吃一些清淡爽口的生拌凉菜和水果，特别是在化疗、放疗期，具有明显的开胃作用。

（4）病友之间交流饮食经验。病友之间交流饮食经验不但可以取长补短，还有利于增进食欲。增进食欲、加强营养对肿瘤患者的康复十分重要，日常生活中要注意营养合理，食物尽量做到多样化，多吃高蛋白、多维生素、低动物脂肪、易消化的食物及新鲜水果、蔬菜，不吃陈旧变质或刺激性的东西，少吃熏、烤、腌制、油炸、过咸的食物，主食粗细粮搭配，以保证营养均衡。

（5）要有好的饮食环境。在整洁、安静、空气清新、精神愉快的环境中用餐，消化液的分泌不会受抑制，对增进食欲有利。

（6）少吃甜食。因为糖类经人体胃肠消化液的各种酶类分解消化后，会变成葡萄糖进入血液，使血糖浓度增高；血糖过高会使人缺乏饥饿感。

（7）适当活动。在空气清新的环境中进行户外活动可促进新陈代谢，有助于食物的消化吸收。但需避免过分疲劳及兴奋，还要注意保证充足的睡眠。每天进行八段锦锻炼1~2次可增强食欲。有研究表明八段锦锻炼对患者在化疗过程中增强食欲有积极作用，可调理脾胃，改善体质，减轻化疗的不良反应，且可以提高睡眠质量。（周坚　吕小红）

化疗引起的皮肤问题应该怎样处理？

化疗过程中，大多数患者都会关注到白细胞、血小板的变化、恶心、呕吐和有没有掉头发，但其实也有部分病友关注到了自身皮肤有变差的症状。抗肿瘤药物治疗过程中，一个最容易被忽略掉的不良反应是皮肤的变化，如皮肤颜色变黑、面部斑点增多、皮肤粗糙、长痘、四肢色素沉着、出现荨麻疹、剥脱性皮炎等，这些都可能与化疗相关。

化疗后皮肤变黑是一种很常见的情况，皮肤表面的黑色素细胞会增加，肤色会变黑，并且产生黑斑。这种情况可能会对患者的美观造成影响，可以寻求医生的建议，使用一些比较温和无刺激的美白产品。但是这种方法是治标不治本的，因为是化疗药物的毒副反应才导致皮肤变黑。所以想要从根本上解决皮肤变黑的问题，患者还是应当积极配合治疗，待停止用药后皮肤会慢慢恢复正常。

化疗时，雌激素的分泌会减少，可能出现面红、潮热、出汗等更年期症状，皮肤可能会变得干燥，出现瘙痒或皲裂的症状。皮肤如果产生皲裂，细菌可能会从裂口入侵，造成皮肤感染，因此要保持皮肤水润。应穿着对皮肤刺激小的亲肤材质的衣服，使汗液可以迅速被吸收和排出，保持身体的舒爽。桑拿或泡热水澡、暖气过热以及辛辣的饮食、咖啡、酒、烟等会导致颜面潮红的加重，应避免上述因素的影响。手指甲、脚趾甲可能会变黑或变黄，表面产生条纹，质地变硬，比治疗前生长速度变慢，厚度变薄且容易折断，因此要注意保护。

皮肤可能会变得干燥，整体上皮肤变得脆弱，对很小的刺激也容易产生过敏反应，仿佛变成婴儿的肌肤一样。我们首先要保护好脆弱的肌肤，要对其进行认真的护理：①化疗前，遵医嘱服用抗过敏药物；②保持皮肤的清洁，定时洗浴，但不要用过热、过冷的水或者有刺激性的沐浴液；③日常皮肤护理注意保湿，不要使用刺激性、含酒精的化妆品；④皮炎或色素沉着之处，不要用手挠抓及乱用药物涂抹；⑤避免紫外线的直接照射，尤其是对紫外线过敏的人要格外注意，外出时做好防晒工作，外出戴宽帽檐的帽子或撑遮阳伞，穿长袖衣服及长裤，戴上太阳镜保护眼睛；⑥化疗后的患者，如果出现皮肤变黑，可以使用一些能够帮助抵御紫外线或者美白的食物，比如富含维生素的橙子、柠檬、西红柿等，同时，患者应当注意饮食清淡，以易消化和营养丰富的食物为主，不要吃牛肉、羊肉或者是虾蟹等。

化疗可能会引起的皮肤问题，如色素沉着、面部斑点增多、粗糙、甚至出现荨麻疹、剥脱性皮炎等，这些都是可逆的，应以正确的方法进行预防。一旦出现这种情况，可以寻求医生的帮助，不要自己胡乱用药。（周坚）

化疗后血小板下降，患者应注意什么？

化疗药物一方面可以杀死癌细胞，另一方面也会影响人体的正常细胞，它在导致白细胞减少的同时，也会引起血小板的下降。血小板有止血、凝血的作用，还能促进伤口的愈合。如果化疗过程中血小板降得过低会造成一定的危险性。

血小板下降可导致出血性疾病的发生。化疗后血小板下降至一定程度时则会出现皮肤以及黏膜出血的情况，如刷牙时牙龈和口腔出血，皮下瘀点、瘀斑、静脉穿刺点瘀斑、鼻孔及牙龈出血、黑便等症状。而且出血是反复发作的，严重时引起贫血。更严重者会引起各部位的出血，导致严重的并发症，故应引起患者的重视。针对血小板降低，患者日常生活中应注意什么呢？

（1）化疗期间及化疗后应加强观察，按照医嘱定期检查血象；减少活动，防止外伤，必要时做好防护措施，如戴手套防外伤等。

（2）应穿柔软、棉质内衣裤，避免皮肤出现伤口，避免进食粗糙、坚硬的食物，用油脂涂局部以防口、鼻黏膜干裂引起出血。

（3）注意保持大便的通畅，避免增加腹压的动作，如用力大便或咳嗽等。

（4）注意避免黏膜的损伤，如：使用软质牙刷，避免牙龈出血，避免进食带鱼骨、鱼刺的食物，避免掏鼻、挖耳等行为。

（5）注意观察有无皮下出血并注意出现的部位、时间，有无消化道及呼吸道出血，观察有无皮肤黏膜出血、瘀斑、牙龈出血、鼻出血、咳血、便血、血尿的情况发生，特别是要关注女性经期的月经量，如经量过多，应及时就诊，必要时使用止血药。

（6）饮食上宜以清淡、富含高蛋白的食物为主，可采用大枣、木耳、圆肉等煲汤或煲水喝。以下介绍几种可升血小板的食物：①花生衣：又称花生皮，指花生种子外表面的那层红色（或黑色）种皮。花生衣含有丰富的营养成分，并有止血、散瘀、消肿的功效，能够补脾胃之气，达到养血、止血的效果。可以用花生衣、大枣、红豆、枸杞等一起煲汤或煮粥吃。②大枣：大枣含有的维生素A、铁等其他元素可滋阴补血，能有效提高患者血小板的数量。可取若干大枣去核并切碎（便于大枣成分的析出），用温开水泡服。③菠菜根：菠菜根营养丰富，含有纤维素、多种维生素、矿物质及磷、铁等，具有补铁补血的作用，可以预防贫血、促进血细胞增殖。将菠菜根洗净，放入沸水

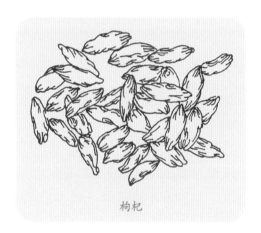

枸杞

中焯烫1分钟左右，捞出沥净水分。鸡蛋打入碗中，打散备用。炒锅倒油烧热，倒入鸡蛋液炒熟，然后放入菠菜根，加盐翻炒均匀即成。（周坚）

● 骨髓抑制

化疗后为何要当心中性粒细胞减少性发热？

化疗药物是毒药，除了杀伤肿瘤细胞，也会杀伤人体增殖较快的一些正常细胞，例如骨髓细胞，造成相应的毒副反应——骨髓抑制。骨髓是生产血

细胞的"工厂"，主要产生白细胞（包括中性粒细胞、淋巴细胞等）、红细胞及血小板。乳腺癌治疗使用的化疗药物常引起白细胞（尤其是中性粒细胞）降低。

1. 警惕中性粒细胞减少性发热（FN）。

骨髓抑制需警惕中性粒细胞减少性发热，其定义为：单次口表体温 ≥38.3℃，或≥38.0℃持续1小时以上，同时中性粒细胞 < 500/mcl 或中性粒细胞 < 1 000/mcl，但预计随后48小时后将下降至 < 500/mcl。FN发生时，患者抵抗力低下，如不及时处理，可能导致感染迅速扩散，甚至感染性休克、多脏器功能衰竭，最终危及生命。

2. FN发生的危险因素。

FN的发生与年龄、营养状况、低基础血象、慢性炎症病史和化疗方案及强度等有关。总的来说，年龄较大（≥65岁）、营养状况差、有慢性炎症病史以及低基础血象的患者，化疗后更容易发生FN。使用紫杉醇类化疗药物，特别是剂量密集方案的患者，发生骨髓抑制的严重程度及FN的概率相对较高。

3. FN如何预防及处理。

每次化疗后，必须按医生要求的时间进行门诊抽血检查。当出现严重的骨髓抑制特别是伴有发热时，需立即住院观察，给予粒细胞集落刺激因子升白细胞及抗生素预防感染等治疗。骨髓抑制程度不重、不伴有发热者，也可门诊治疗。此外还要结合患者既往化疗后骨髓抑制的情况，必要时提前采取预防措施。（石新蕾）

化疗后中性粒细胞减少应如何应对？

中性粒细胞是白细胞中数量最多的一种，中性粒细胞减少即粒缺。白细胞减少是化疗后最常见的不良反应之一，通常发生在化疗后7~10天。白细胞尤其是中性粒细胞下降的程度与所用抗肿瘤药物的种类、剂量、用法、患者的一般状态以及以往接受治疗的情况等许多因素有关。

粒缺的主要表现：轻度时无明显不适，中重度可能伴有发热、乏力及并发感染；粒缺时应用升白细胞药物治疗，并且需要定期监测血象，严重者需要使用抗生素预防感染。

粒缺的程度和持续时间与化疗后发生感染的危险性呈正相关。故化疗期间，尤其出现粒缺时，应采取以下措施来预防感染：

（1）勤洗手，特别是饭前以及便前和便后。

（2）远离患有感冒、流感、麻疹或水痘等传染病的人。

（3）避免去人多的地方。

（4）远离刚接受小儿麻痹症、麻疹、腮腺炎和风疹等疫苗免疫治疗的小孩。

（5）每次大便后，注意清洁肛周；如果上火或生痔疮，要看医生后才能用灌肠剂或栓剂。

（6）不要扯破指甲的表皮；使用剪刀、针或刀时，小心不要划伤自己。

（7）使用电动剃须刀，不要用刮胡刀，以免划伤皮肤。

（8）使用刷毛柔软的牙刷，以免损伤牙龈；不要挤压或抓搔皮肤上的疙瘩。

（9）如皮肤有伤口，应及时消毒处理。

（10）给动物或小孩洗澡时，要戴上手套。

（11）在医生确定前，不要进行免疫注射。

当出现粒缺时，即使非常小心，身体也不能免于被感染。对有可能已被感染而出现的迹象和症状要加倍注意，并且定期检查身体，对眼睛、鼻、口、生殖和直肠部位要特别注意。

受到感染的症状包括：38℃以上的发烧，发冷，出汗，小便时有烧灼感，严重的咳嗽或咽喉痛，异常的阴道流出物或阴道发痒，伤口、引流管口、动静脉置管口或结节、疙瘩等处或周围部位发红、肿胀、温度升高、疼痛，腹痛等，如出现以上症状应立即告知医生配合处理。（周坚）

化疗后脱发如何积极应对？

对于癌症的治疗，化疗是人们最熟知但又最惧怕的手段，因化疗引起的恶心呕吐、脱发等不良反应在人们的意识中根深蒂固。乳腺癌患者的乳房被切除本就让她们失落，甚至绝望，此时告知她们手术后仍需化疗，化疗会出现脱发，更是多一重打击。化疗后为何会引起脱发？我们又该如何积极应对？

脱发是化疗最明显的毒副反应。疾病和化疗药物毒性作用，致头发根部毛囊细胞分裂受到抑制，不能更新和生长，最终导致头发脱落。约65%化疗患者会经历脱发，有些化疗药如阿霉素、紫杉醇等引起的脱发率在80%~100%，化疗患者的脱发差异与所采用的化疗药物和化疗次数有一定关系。实际上，脱发本身不会造成机体损害，也不会威胁生命，但会引起持续负面情绪，进而降低患者生活质量。一般而言，化疗引起的脱发大多是可逆的，一般情况下，新生头发的颜色偏灰或与之前颜色不同，且头发结构和质地也会有些变化。

化疗引起的脱发是暂时的，在这段时间，我们可采取相应措施积极应对：①可采用头皮冷疗法，其机制主要是低温可引起血管迅速收缩，减少血流进入毛囊，使毛囊中细胞代谢活性普遍下降，进而导致化疗药物细胞毒性的降低，减少脱发的

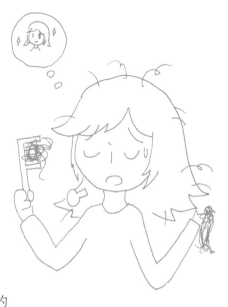

数量，该方法为目前美国食品和药物管理局（FDA）唯一批准的可以用于化疗防脱发的方法；②佩戴假发，可在第一次化疗后将原有毛发剪短或剃除干净，选择心仪的假发在化疗期间佩戴，增强自信心；③适量进食黑豆、首乌等益肾填精生发之品；④注意饮食均衡，调整心情，保持乐观、开朗、积极的生活态度。（周坚）

● 周围神经毒性

如何预防化疗后周围神经毒性？

化疗是乳腺癌重要的治疗方法，一说起化疗毒副反应，大家可能马上会想到呕吐、脱发等等，其实外周神经毒性的发生机会也不少。

1. 为何产生周围神经毒性？

产生周围神经毒性最主要的原因是化疗药物对周围神经的影响。其发生与用药的剂量强度、治疗持续时间、是否同时使用其他神经毒性药物等有关。乳腺癌最常见可引起神经毒性的化疗药物有铂类、紫杉烷类、长春新碱类等，尤其是紫杉烷类，发生率超过50%。其次周围神经毒性发生与否及程度轻重与患者的体质也有关系，年纪大、肝肾功能不好及合并糖尿病患者更容易发生。

2. 周围神经毒性有什么表现？

最常见的临床表现为手指及脚趾的感觉麻木，其次还包括感觉迟钝、触觉减退、皮肤感觉异常、肌肉痉挛、抽搐或是灼热感等。根据世界卫生组织外周神经毒性分级标准，可分为4级。1级：短时间感觉异常和/或腱反射降低；2级：严重感觉异常和/或轻度无力；3级：不能耐受的感觉异常和/或运动丧失；4级：瘫痪。

3. 周围神经毒性如何预防及治疗？

临床大部分的周围神经毒性症状都是比较轻的，患者都可以耐受，如果注意保护，治疗结束后很快就可以恢复。保护措施包括保护手指及脚趾，注意保暖，适当使用凡士林等保护肌肤，若出现3级及以上的周围神经毒性，就应适当减少药量，严重者应停药。现在为大家介绍一些中医的方法：一是内服活血通络的中药，如当归、川芎、黄芪等；二是使用活血通络的药物熏洗手足，促进血液循环，方药为当归30g、川芎30g、肉桂10g、赤芍20g、艾叶30g、路路通30g、姜皮20g，1 000mL水煮沸，趁热熏蒸手足后，放凉至40℃左右熏洗手足。（陆慧敏）

● 手足综合征

说说手足综合征

乳腺癌患者化疗期间有时会出现手掌及脚掌持续性的肿胀及疼痛，这就是我们常说的手足综合征。乳腺癌患者出现手足综合征是由于化疗药物等诱导产生的皮肤毒性反应，手掌及足底感觉麻木迟钝、疼痛，同时出现皮肤肿胀或红斑、脱屑、皲裂、硬结样水泡，严重者甚至出现指、趾甲脱落等不良反应。乳腺癌治疗中容易出现手足综合征的药物主要是卡培他滨，发生率约为50%，其次还包括拉帕替尼、阿帕替尼等，发生的概率要小一些。

1. 如何区分严重程度。

1级：以下列任一现象为特征：手和/或足的麻木/感觉迟钝/感觉异常、无痛性肿胀或红斑和/或不影响正常活动的不适；2级：手和/或足的疼痛性红斑和肿胀和/或影响患者日常活动的不适；3级：手和/或足湿性脱屑、溃疡、水疱或严重的疼痛和/或使患者不能工作或进行日常活动的严重不适，痛感强烈，皮肤功能丧失。最常见是1级，3级比较少见。

2. 如何治疗。

目前现代医学对于手足综合征的机制还未完全明确，缺乏针对性的治疗方法，一般选用维生素B_6治疗，但目前认为效果有限，或西乐葆止痛等对症治疗。1级时化疗药物不需要减量，2级以上建议减量，严重者需要停药。中医认为手足综合征是药毒导致机体气血受损、气虚血瘀毒滞于手足引起，因此治疗以益气活血通络为主，内外治合用可以较好缓解症状。选择黄芪桂枝五物汤、当归四逆汤等内服；外治方面1、2级反应可以应用中药油外敷，3级可以用双柏散外洗。

3. 如何预防。

①避免手足皮肤损伤：尽量避免手足部的摩擦、碰撞、高温、紫外线照射。尽量少接触洗涤用品，穿着舒适透气的鞋袜。②保持皮肤滋润：可以把双手和双足用温水浸泡10分钟后抹干，再涂上凡士林软膏、绵羊油等。③避免辛辣刺激的食物。（黄梅）

化疗患者如何应对手足综合征？

乳腺癌的化疗会出现手掌及脚掌持续性的肿胀及疼痛，这就是我们常说的手足综合征。手足综合征是化疗及靶向药物作用于手掌及脚掌而出现的一种无菌性的炎症。症状轻时，仅表现为手足掌的感觉迟钝，麻刺感等感觉异常，症状加重时会出现红肿及疼痛。症状特别严重时还会出现皮肤开裂、水泡、溃疡，甚至趾甲脱落等表现，疼痛严重，影响行走。

卡培他滨和阿霉素脂质体最容易诱发手足综合征，环磷酰胺、多西他赛、长春瑞滨也有此类毒副反应。手足综合征出现的原因不是太清楚，但化疗药物在手足部的浓度越高则手足综合征发生的概率也越高。挤压和摩擦等外力损伤会加重手足综合征。

在使用化疗药物期间，应避免手足部位受热。受热可以引起局部的血管扩张，使更多的化疗药物被带到手足部，另外受热出汗可使化疗药物随汗液排出来，诱发症状。要避免手足部位的挤压和摩擦，穿宽松吸汗的鞋袜，避免剧烈的运动和体力劳动。预防性涂抹温和的保湿护手霜及凡士林软膏，避免阳光直射。此外口服维生素B$_6$也能预防手足综合征的出现。

如果预防措施已经做足，而肿痛等症状依然明显，可以服用塞来昔布。服药仍不能缓解症状的患者，可以在医生的指导下调低化疗药物的剂量，在短期内缓解手足综合征。对于出现手足部皮肤水泡溃破、溃疡及趾甲脱落等严重症状的患者，需要到医院处理伤口，必要时停用相关的化疗药。中药浸

洗也有很好的缓解手足综合征的作用，常用的有养血活血药、清热祛湿药、祛风湿药、温阳通络药、凉血祛风药等。（谢丹）

● 深静脉置管

乳腺癌化疗置管怎么选？

目前，静脉内化疗在乳腺癌的治疗中占有重要地位。化疗药在外周静脉滴注时会对患者血管、组织等产生强烈刺激，造成疼痛，且极易发生静脉炎，出现发红、水肿、水泡等。若存在药液外渗，还会导致皮下组织坏死和溃疡，增加患者痛苦和费用。故静脉化疗需要中心静脉置管，我们常见的有PICC管和输液港两种。

PICC置管是将导管经外周静脉置入中心静脉，一般从健侧上肢外周静脉置入，末端位于中心静脉，其操作简单，可有效保护外周静脉，减轻患者痛苦，临床上常用于肿瘤患者的化疗和营养支持。但PICC置管后每7天需要维护1次，使用期限不得超过1年，又因为PICC管管头需裸露在体外，外用薄膜敷料和胶布固定，故PICC置管后日常生活限制较多，如置管肢体勿负重（举、提重物），避免剧烈运动，洗澡防入水等。PICC置管后常有管道脱出、感染、血栓形成及脱落、皮肤局部出现瘙痒过敏等并发症的可能，对患者日常生活要求及护理要求较高。

输液港是一种完全植入人体血管的通路装置，大大减少了局部感染、管道脱出、局部皮炎等并发症。植入1~2周皮肤伤口愈合后局部无创口，患者日常生活不受限制，不需要换药，可洗澡，不存在因贴膜或贴胶布等引起的局部瘙痒过敏等。输液港一般为非治疗期间每4周冲管维护1次，使用期限可在1年以上。但不足之处就是拆除时需要再行局麻手术取出，价格比PICC管昂贵，每次穿刺时患者有轻微痛感。

患者可根据化疗周期长短、能否及时返院维护、日常活动情况及家庭经济情况，选择适合自己的置管方式。（周坚）

携带PICC管患者的日常生活注意事项

PICC管为经外周静脉穿刺置入中心静脉，是利用导管从手臂的外周静脉进行穿刺，导管直达靠近心脏上方的大静脉，避免化疗药物与手臂静脉直接接触。加上大静脉的血流速度很快，可以迅速稀释化疗药物浓度，防止药物对血管的刺激。因此能够有效保护上肢静脉，减少静脉炎的发生，减轻患者的疼痛，提高患者的生命质量。那留置PICC管期间应该注意什么呢？

（1）保持局部清洁干燥，不要擅自撕下贴膜；贴膜有卷曲、松动，黏膜下有汗液应及时请护士更换。

（2）携带PICC管患者不影响从事一般性日常工作、家务劳动、体育锻炼，但应避免带有PICC管一侧手臂提过重的物品等，不用这一侧手臂做引体向上、托举哑铃等持重锻炼，不用这一侧手做用力砍、剁等动作，并避免游泳等会浸泡到无菌区的活动。如果管口周围出现渗血，可用手直接按压出血点2分钟，若渗血过多需及时请医护人员处理并更换贴膜。

（3）携带PICC管的患者可否洗澡取决于患者的整体身体状况，应听从医生、护士建议。洗澡注意不要将敷料弄湿，应避免盆浴、泡浴。淋浴前可先用干毛巾包裹PICC管处，再用塑料保鲜膜在外缠绕2~3圈，上下边缘用胶布粘紧，淋浴后解开检查黏膜下有无浸水，如有浸水应回院更换贴膜。

（4）家长应嘱咐儿童患者不要玩弄导管的体外部分，以免损伤导管或把导管拉出体外。

（5）携带PICC管的患者应每7天由专业护理人员对PICC管进行冲管、换贴膜、换肝素帽等维护，维护间隔时间不能超于7天，以防PICC管堵塞、皮肤过敏等情况出现。如因对贴膜过敏等原因而必须使用通透性更高的敷料（如：纱布）时，请相应缩短更换敷料和消毒穿刺点的时间间隔。

（6）注意观察PICC管口周围有无发红、疼痛、肿胀，有无渗出，如有异常应及时联络医生或护士。

（7）输液时注意观察滴速，发现在没有人为改变的情况下滴速明显减慢，或发现导管体外部分在输液时出现漏液现象，要及时通知护士查明原因，进行妥善处理。

（8）注意观察导管的肝素帽有无脱落、导管体外部分在手臂弯曲时有无折曲、破损，若有请妥善固定并及时到医院更换肝素帽或连接器。

（9）当行造影、CT检查时，请提醒医生不要通过PICC管高压推注造影剂。

（10）患者出院后若不能及时回院进行维护治疗时，请在当地的正规医院由专业护士进行维护、治疗。（周坚）

植入静脉输液港患者的日常生活注意事项

静脉输液港由专业护士维护，建议治疗间歇期每4周回医院维护1次。患者、家属及非专业人员请勿直接使用与维护，若有任何问题请与您的护士或医生联系。

（1）保持局部皮肤清洁干燥，观察输液港周围皮肤有无发红、肿胀、灼热感、疼痛等炎性反应。如有异常应及时联络医生或护士。

（2）植入静脉输液港患者不影响从事一般性日常工作、家务劳动，适度运动。但需避免使用同侧手臂提过重的物品、过度活动等。不用这一侧手臂做引体向上、托举哑铃、打球、游泳等运动量较大的体育锻炼。避免重力撞击输液港植入部位。

（3）治疗间歇期每4周（28天）对静脉输液港进行冲管、封管等维护1次，建议回医院维护，具体维护时间及地点可咨询护士。

（4）做CT、MRI、造影检查时，严禁使用此静脉输液港高压注射造影剂，防止导管破裂。

（5）如肩部、颈部出现疼痛及同侧上肢浮肿或疼痛等症状，应及时回医院检查。

（6）如出院不能回院维护治疗时，请务必在当地正规医院由专业人员为您维持治疗，如有不详之处请维护的护士与原医院联系。

（7）输液港应用蝶翼针，并且每7天更换1次，出院时请告知护士将蝶翼针拔除，不能带着输液港外的蝶翼针出院。（周坚　邱淼洁）

● 癌因性疲乏

如何赶走乳腺癌患者的"累累累"？

大部分得了乳腺癌的朋友，尤其是经过治疗后往往出现不同程度的劳累感，其实这种情况非常普遍，也就是我们医学上说的"癌因性疲乏"（CRF），它是指一种与癌症或癌症治疗有关的不正常的、主观的、持续的疲劳感觉，并影响到正常生活。主要表现为：①躯体疲乏：虚弱、异常疲乏，不能完成原来胜任的工作；②情感疲乏：缺乏激情、情绪低落、精力不足；③认知疲乏：注意力不能集中，缺乏清晰思维。CRF可严重影响患者的身体、心理状况和家庭、社会功能，以及生活质量。因此需要早期干预治疗，尽早让患者回归自我、回归家庭、回归社会。

目前虽然没有可以彻底地治疗CRF的方法，根据现有的研究，仍有许多有效的措施可以赶走这些"累累累"。①需要把症状告诉医生，让医生区分出哪些症状是可纠正或治疗的；②及时调整心态，虽然得了乳腺癌是件非常难过甚至是无法让人接受的事情，但它毕竟发生了，也只能尽量调整心态去接受现实；③学会寻求帮助，并接受别人提供的服务；④适度的运动，建议选择自己比较喜欢的运动，活动时间和强度以感觉舒服为度，并坚持下来，比如步行、慢跑、太极拳、瑜伽等；⑤规律休息和睡眠，争取每晚8小时的睡眠，必要时来个短时午睡；⑥规律健康饮食，食物尽量多样化，荤素搭配，均衡饮食；⑦音乐放松疗法，选择平静舒缓的音乐可有效减轻焦虑和抑郁；⑧社会心理干预，如果觉得心情异常抑郁，无法排解，建议寻求心理科医生的帮助；⑨冥想、祷告、看书等都有可能让自己内心得到平静；⑩针灸和按摩及中医中药的调理，尤其是中医特色的膏方，长期服用也可在一定程度上提高免疫力，改善症状，提高生活质量。（陆宇云）

（三）放疗

放疗后如何应对急性放射性皮炎？

放疗是乳腺癌中一种重要的治疗方式，但也有一定的毒副反应，最常见的就是放射性皮炎和口腔咽喉问题。下面主要介绍急性放射性皮炎。

急性放射性皮炎与放射线的物理照射、细胞DNA被破坏、表皮生长因子受抑制、皮肤细胞修复减缓等有关。中医认为，放射线为火毒之邪，放疗导致的急性放射性皮炎为火毒内郁、损伤津血、气血凝滞所致，属于中医"烧伤""疮疡"等范畴。

急性放射性皮炎分为四度。0度：皮肤基本无变化，或色素沉着；Ⅰ度：干性脱皮、红斑、出汗减少；Ⅱ度：斑块状湿性脱皮、中度水肿，多位于皮肤皱褶处，鲜红色或触痛性红斑；Ⅲ度：直径≥1.5cm，且位于皮肤皱褶部位以外的融合性湿性脱皮；Ⅳ度：全真皮层皮肤出血、溃疡及坏死。分度增加，严重程度依次加重。出现Ⅰ度及以上皮损，均应及时就诊治疗。严重者可能需要暂停放疗。

以局部治疗为主。全身治疗包括卧床休息、止痛、预防性使用消炎药、维生素等营养制剂等。局部治疗主要是药物外涂，常用的有奥克喷、比亚芬乳膏、尿素软膏等，同时避免湿水，以免导致继发性感染。

中医外治法多选用清热解毒、凉血活血的中药，如含有大黄、黄连、黄柏、紫草、冰片等药材的制剂。乳腺科专家黄梅教授的经验方橄榄药油，包含黄连、黄柏等多种成分组成，具有解毒止痛、敛湿止痒、敛疮润肤功效，在临床使用中发现可较好地缓解急性放射性皮炎患者的临床症状，促进创面愈合，具有简、便、效、廉的优点。

综上所述，乳腺癌患者进行放疗过程中放射性皮炎的发生是比较普遍的，但可以中西医结合帮助大家顺利完成放疗。（石新蕾）

乳腺癌放疗性口腔溃疡怎么办？

放疗是乳腺癌综合治疗中一种重要的治疗方式。像化疗、内分泌治疗一样，放疗也有一些毒副反应，常见的就是放射性皮炎和口腔、咽喉问题。

因乳腺癌放疗区域离口咽部较近，难免导致口腔和咽喉黏膜损伤，其原理与放射性皮炎类似，都是抑制细胞再生、腺体分泌减少。口腔、咽喉黏膜表面细胞受放射损伤后，新细胞再生延迟，便形成了溃疡；唾液腺受损，腺体分泌减少，口腔及咽喉失于濡润，相继出现口干、咽干等症状。

中医认为，放疗导致的口腔及咽喉症状，是阴津受损、虚热内生的表现，因此治疗多以养阴生津、清热为主。

1. 药物治疗。

中医经典方剂"麦门冬汤、百合固金汤"等，具有养阴润燥的效果，可酌情加减选用。银连含漱液及咽喉饮，分别针对口腔溃疡及咽喉干燥疼痛，具有良效，以上均需门诊就诊由医生诊查后开具。此外，可自取百合10~15g、麦冬10~15g、西洋参10g泡水，频频饮用，亦可起到养阴清热的作用。

2. 搭配食疗。

（1）百合雪梨汤：雪梨1个，百合30g（以鲜者为佳）。梨带皮切块，鲜百合洗净（干百合需提前用水浸泡），放入锅中，加水小火煮约30分钟，酌加冰糖。百合养阴润燥，雪梨润肺、清热、生津，冰糖可清热润燥。

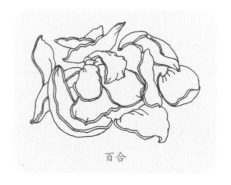

百合

（2）青橄榄猪肺汤：猪肺1个，猪骨头250g，青橄榄12~15颗，生姜3片，盐适量。青橄榄刀拍，猪肺洗净、飞水后，所有食材一起大火煮开、小火慢煲。青橄榄生津止渴，咽喉为肺之门户，猪肺味甘、性平，补肺润燥，以形补形。需注意尿酸高、痛风者不宜过多饮用。（石新蕾）

放疗期间饮食要注意什么？

放疗的全身不良反应较轻，但局部的毒副反应仍给患者造成一定的困扰。发生以下最常见的毒副反应时，饮食方面要如何配合？

1. 口腔黏膜反应。

锁骨上区域是乳腺癌术后放疗主要靶区之一，照射范围上至颈部，可伤及唾液腺。无论是唾液分泌减少，口腔自洁能力下降，还是射线对口腔黏膜的直接损伤，均可导致口腔黏膜反应，常表现为口腔溃疡。

饮食上，要以清淡、易消化、高蛋白、高热量、低脂、富含维生素及膳食纤维食物为主，如鸡蛋、鱼肉、猪瘦肉、牛肉、鸡肉、新鲜蔬果等。烹饪方式建议蒸、炖、煮，避免进食辛辣刺激、煎炸、过冷、过热、过硬食物，溃疡创面疼痛明显者以流质或半流饮食为主；多饮水，建议每天3 000mL以上，以加速放疗后肿瘤细胞凋亡所产生的毒素排出；多用淡盐水漱口，保持口腔湿润，或以康复新液含漱促进溃疡愈合；注意口腔卫生，选用软毛牙刷减少对口腔黏膜损伤。

中医认为，射线属于"火热毒邪"，可伤津动血、耗气伤阴，常致口干、咽痛、口腔溃疡等，建议多进食清热、养阴、生津的食物，如冬瓜、苦瓜、百合、生地、西洋参、沙参、麦冬、金银花、菊花、罗汉果、梨、西瓜、柑橘等，还可以玄参、金银花、板蓝根、蒲公英、生地等煎水漱口。

2. 放射性皮炎。

饮食方面亦强调多食用高蛋白、富含维生素的食物，如鸡蛋、绿叶蔬菜、新鲜水果等，以促进皮损及创面的愈合，忌食温热性食物，如狗肉、羊肉、荔枝、龙眼、辣椒、胡椒等，戒烟、戒酒。

少部分患者可能出现消化道反应、骨髓抑制等，症状通常较轻，可参考化疗的饮食建议。（吴代陆）

（四）内分泌治疗

内分泌治疗安全吗？

乳腺癌已成公认的女性健康"第一杀手"，发病率逐年上升。乳腺癌的治疗除了手术，还有化疗、放疗、内分泌治疗、分子靶向治疗、中医药治疗等后续治疗手段。与化疗相比，内分泌治疗毒副反应小、使用方便、无需住院，可以长期用药，保持良好疗效。

1. 什么是内分泌治疗？

乳腺癌为激素依赖性肿瘤，它的发生、发展与体内雌激素水平及其代谢有关。雌激素通过与受体结合，刺激乳腺癌的发生和发展。通过药物抑制雌激素与受体的结合，或者阻断雌激素的合成，使肿瘤细胞的生长减慢，甚至停止生长，这就是乳腺癌内分泌治疗。

2. 哪些人适合内分泌治疗？

那么，是不是每个乳腺癌患者吃了抑制雌激素与受体结合的药都有效呢？答案是否定的。只有激素受体阳性的乳腺癌患者合适。在乳腺癌患者中，约60%~70%患者雌激素或孕激素受体是阳性的，这些患者可以选择内分泌治疗。因此，内分泌治疗在乳腺癌患者中应用是非常广泛的。乳腺癌手术后，一般应吃5~10年的内分泌药物。手术后5年内是乳腺癌复发高峰期，因此，多数情况下，内分泌治疗应坚持5年。部分患者根据病情需要，可能需要吃药治疗10年。

3. 内分泌治疗安全性如何？

乳腺癌患者一般是在化疗完成后开始接受后续的内分泌治疗，需要放疗或靶向治疗的患者，内分泌治疗是可以与这些治疗同步进行的。与化疗相比，内分泌治疗是比较温和的一种治疗手段，但是长期服药也会出现一系列的毒副反应，例如潮热、子宫内膜病变、骨质疏松、心脑血管事件、静脉血栓事件等，因此必须由专科医生进行有效管理，才能最大限度保证治疗的安全性。（童彩玲）

内分泌治疗如何保护心血管？

乳腺癌是一种激素依赖性肿瘤。乳腺癌手术后，为了减少肿瘤的复发和转移风险，60%~70%的患者需要吃5~10年的内分泌药物。

俗话说"是药三分毒"，不同类型的内分泌药物，其毒副反应是不太一样的。例如，芳香化酶抑制剂（阿那曲唑、来曲唑等），最常见的副反应是骨质疏松，骨骼、肌肉疼痛；而雌激素受体拮抗剂（他莫昔芬、托瑞米芬等），则多出现子宫内膜增生与息肉、卵巢囊肿、脂肪肝等，个别患者用药后可发生严重毒副反应，如子宫内膜癌及心血管事件。

乳腺癌患者的死亡原因可能是癌症复发，也可能是心血管疾病。有研究显示，在有基础心血管疾病的患者中，前5年死于乳腺癌和心血管疾病的风险相当，此后心血管疾病导致的死亡更为频繁。而其中的胆固醇、甘油三酯、低密度脂蛋白升高、高密度脂蛋白降低都是发生心血管疾病的危险因素。

由于乳腺癌患者术后需要长期进行内分泌治疗，所以对于其引起的不良反应要予以足够的重视。首先，对于患有心血管疾病的乳腺癌患者，医生在保证疗效的前提下，要选择对血脂和心血管影响较小的药物；其次，服药期间应定期做一些相关的检查，如检测血压、血脂和心电图等，如果近期有胸闷、气短、乏力等症状，应到心内科做相应的治疗；最后，在日常生活中要保持良好的心态，适度运动，戒烟限酒，坚持健康饮食，避免高盐摄入，避免高脂、高糖食物，如油炸食品、甜食等，多吃蔬菜、水果。（童彩玲）

内分泌治疗出现潮热，中医有什么妙招？

张女士行乳腺癌手术已经1年多了，完成了化疗，现在正在进行内分泌治疗。最近她发现自己经常会无缘无故身体发热，面部潮红，还伴有头面出汗，这种症状每天重复多次，甚至会在半夜发作影响睡眠。其实，张女士出现的就是我们今天要和大家聊的潮热。它又称为热潮红，是乳腺癌内分泌治疗比较常见的一种毒副反应，临床上患者的反应有轻有重，遗憾的是约15%左右的患者会因为严重潮热导致治疗中止从而影响乳腺癌的疗效。潮热患者表现为不明原因的头面部或全身发红发热，伴汗出、心烦、失眠等一系列症状的临床现象，严重者每天可以反复发作30次以上。

《黄帝内经》中明确指出，女性在"七七"即49岁左右，天癸竭，天癸指的就是肾中的精气。女性出现潮热的原因主要是肾中精气天癸不足，导致机体阴阳营卫不和，阴不敛阳，所以出现潮热汗出等症状。对于乳腺癌患者来说，出现潮热的原因主要包括：①相关治疗例如化疗、内分泌治疗导致天癸受损；②乳腺癌内分泌治疗的药物毒副反应：尤其是SERM（选择性雌激素受体调节剂）类药物如他莫昔芬、托瑞米芬等的毒副反应；③生理原因：部分乳腺癌患者

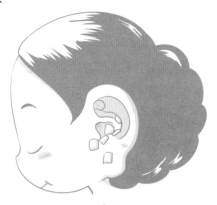

耳穴

就是处于49岁左右的围绝经期患者。这些原因造成卵巢功能下降或受到抑制，雌激素水平低下从而导致自主神经功能紊乱。

对于潮热，西医采用补充雌激素的"激素替代"疗法，这对乳腺癌患者是禁用的；使用抗抑郁药如文法拉辛有一定效果，可是毒副反应较多，因此治疗手段是比较有限的。中医对潮热的治疗优势比较明显，中医认为潮热是由于乳腺癌的相关治疗导致患者肝肾亏虚、虚热内扰、营卫不和，从而出现

潮热、汗出、失眠等一系列症状，治疗上以补肝肾、调营卫为主，治疗的手段非常多，中药内服、外用、针灸、耳穴压贴等都有非常好的临床效果，临床应用除了可以改善潮热，还能改善一系列如心烦、焦虑、失眠等伴随症状。目前美国、意大利等多国研究都显示针灸治疗相对抗抑郁药治疗优势明显。除了针灸外，中药内服以酸枣仁汤、甘麦大枣汤、归脾汤等为主，同样疗效显著；耳穴压贴治疗潮热也是一种简便验廉的好方法，选择神门、皮质下、肝、肾等穴位，既简单又经济，疗效也不错。对于临床症状较重的患者，可以内服外治相结合，效果就更好了。

出现潮热的患者日常可以服用枸杞、黑芝麻、核桃等，同时要注意调整情绪，保持好的睡眠习惯，医生和患者双方共同努力就可以度过潮热关，保证治疗顺利进行。（黄梅）

缓解乳腺癌骨痛中医有妙法

骨痛是人们常出现的症状，对于乳腺癌患者更是常见。无论是乳腺癌术后的疼痛综合征，还是乳腺癌伴骨转移者、乳腺癌内分泌治疗者，骨痛发生率都高得惊人。除了吃药，中医外治还有不少妙招，缓解骨痛又快又好。

1. 点刺放血法。

"针刺放血攻邪最捷"。中医云"不通则痛"，点刺放血就是在气血凝滞不通之处，刺之出血，使瘀滞之血流出，疏通经络、调和气血，从而达到缓解疼痛的目的。有患者担心点刺放血法的安全性及会不会造成贫血，其实放血放的是恶血、瘀血，且放血量占全身血量的比例非常低，故点刺放血不会影响身体健康，还可促进血流改善、新血生成。对于瘀滞较重者，也可以同时拔罐，这就是"刺血拔罐法"，可以进一步增强疏通瘀滞的效果。

2. 火针法。

火针对缓解乳腺癌骨转移的骨痛，甚至伴其他内脏转移者都有效。火针疗法借助"火"之力，对穴位、组织有温热刺激及生理的无菌性灼伤刺激，可以激发经气、温通经络、行气活血，具有止痛、止痒、止麻、除痹散结、扶正助阳等功效。对骨关节疼痛者，可近端取穴或对阿是穴进行火针治疗，止痛效果好。

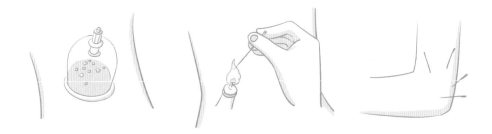

3. 围刺法。

在骨痛病变处加强针刺反应，围绕病变行围剿式的针刺，适用于寒邪凝滞及经络气血痹阻所致的疼痛、麻木、局部肿胀，尤其对于痛点固定不移、缠绵难愈的痹症有很好的效果。

4. 物理疗法。

使用各种理疗（红外线照射仪、激光治疗仪、中频治疗仪、熏蒸治疗仪等）配合中药外洗或外敷，在松解关节粘连、消肿止痛的同时加强温通活血散结功效。

以上这些方法既安全又行之有效，有这方面困扰的朋友都可以试用。

（李军）

内分泌治疗会影响子宫内膜？

乳腺癌内分泌治疗的患者需关注子宫内膜问题，这要从内分泌治疗的原理及药物说起。

乳腺癌是一种激素依赖型肿瘤，部分乳腺癌细胞表达为雌孕激素受体拮抗。因此内分泌治疗就是通过降低体内雌激素水平或阻断雌激素对乳腺癌的作用，从而抑制乳腺癌细胞生长的一种治疗方式。前者主要为芳香化酶抑制剂，绝经状态下使用；后者主要指雌激素受体拮抗剂（如他莫昔芬、托瑞米芬），绝经前及绝经后都可以使用。

他莫昔芬、托瑞米芬等雌激素受体拮抗剂在体内可发挥双重作用。一方面，它能抑制乳腺肿瘤细胞生长；另一方面，它对子宫内膜有弱的类雌激素样作用（副作用），可致子宫内膜增生、子宫内膜不典型增生、甚至子宫内膜癌。临床研究显示，运用他莫昔芬治疗10年子宫内膜癌发生率分别为1.6‰~2‰，是正常人群的4~8倍。因此对于需要长期应用他莫昔芬的乳腺癌患者必须高度重视子宫内膜癌。

绝经前患者由于每个月月经来潮，子宫内膜可以周期性脱落，因此子宫内膜癌的风险比较低，他莫昔芬的影响更多的表现为月经失调、子宫肌瘤、卵巢囊肿等。而绝经后患者子宫内膜可以表现为持续增殖，面临子宫内膜癌的风险就高得多。

对于长期服用他莫昔芬的患者，以下的临床表现是需要重视的：

（1）绝经后女性出现任何异常的阴道症状都应该及时报告医生，包括血性分泌物、点滴样出血或白带，应该接受相应检查。每半年至1年应该检测子宫内膜，监测子宫内膜增生及息肉等。

（2）绝经前女性服用他莫昔芬不增加子宫内膜癌风险，定期的常规妇科检查就可以满足安全性的要求，不需要过度监测。

（3）出现子宫内膜不典型增生的患者需要适当的妇科处理，是否继续应用他莫昔芬需要重新评估决策，必要时改用其他内分泌治疗药物。

（石新蕾）

内分泌治疗竟要检查血脂？

接受内分泌治疗的乳腺癌患者，经常会被医生要求检查血脂。因为内分泌治疗会影响血脂水平，而血脂升高提高了心肌梗死、脑梗死等心脑血管意外的发生率，威胁患者生命。

人们一直以为乳腺癌的转移复发是乳腺癌患者的主要死因，但事实是：术后10年，死于乳腺癌复发转移的患者与死于心血管事件的患者比例相当。也就是说，更多的患者是死于心血管疾病而不是肿瘤复发转移。尤其是既往有心血管疾病的患者。

内分泌治疗药物中，来曲唑、阿那曲唑对血脂的影响稍大，依西美坦影响相对较小，他莫昔芬及托瑞米芬、氟维司群基本没有影响。为最大限度地减少内分泌治疗对血脂的影响，在保证疗效的前提下，我们可以选择对血脂影响较少的药物。有些患者病情需要不能规避药物的使用，那就需要定期监测血脂，血脂正常的患者6个月到1年复查1次，血脂高的患者3个月左右复查1次。

血脂轻度升高的患者可以通过调整生活方式的方法降低血脂：

（1）合理膳食。多吃高纤维素、高植物蛋白食物，少吃高脂肪、高胆固醇、高糖食物，少饮酒。猪脑、蛋黄、猪肝、松花蛋、鱼子、鳗鱼、蟹黄、禽肉皮、猪腰、奶油等食物容易使胆固醇升高，而苹果、胡萝卜、柑橘、海带、玉米、牡蛎、杏仁、茶等可以降血脂。

（2）适当运动。每天步行3km，每周运动5天以上。

（3）心理平衡。精神紧张，情绪失控会导致血中胆固醇水平升高，因此要调整好心态。

（4）戒烟限酒。血脂中度以上升高及调整生活方式后血脂仍然高于正常值的人群，需要服用降脂药物。服用降脂药是一个长期的过程，需要耐心和坚持，少部分人会出现毒副反应，因此需要在医生的指导下用药。（谢丹）

四、其他

（一）年轻乳腺癌

得了乳腺癌，还能夫妻同房吗？

性生活是夫妻之间共同生活以及表达爱意的重要部分，对于乳腺癌患者本人及其配偶来说，脑海里或多或少都有一大堆的疑问：如夫妻生活会导致乳腺癌的复发吗？进行了性生活，肿瘤会传染给爱人吗？性生活对患者的身体有害吗？乳腺癌术后患者由于其自身的身体缺陷，很容易自尊心受伤或过度自卑，担心这担心那，怕丈夫不爱自己了，从而对自己造成了相当大的心理压力以及性压抑。

1. 乳腺癌会使患者性欲减退？

（1）乳腺是女性极为重要的性器官，同时也是体现女性美的人体重要组成部分。乳腺癌术后，患者普遍认为自己失去了女性形体特征的重要部分，感到作为女人的吸引力下降而回避配偶。同时化疗、放疗导致脱发、局部皮肤瘢痕使自己对异性的吸引力降低，失去自信，回避配偶的性要求。有相当一部分患者由于不能肯定化疗期间能否进行性生活而干脆停止，或者担心性生活会加速自己癌症的转移、复发而拒绝性生活。

（2）研究发现乳腺癌手术、化疗、激素治疗等治疗方法使患者女性性器官缺失，并会引起内分泌功能的紊乱，进而影响患者的性功能和性生活质量。其中化疗药物影响最大，除了会引起女性闭经、月经不调和内分泌紊乱等，还会引起脱发、指甲改变、体重增加或减轻等，都会影响患者的自身认同，影响性功能。

（3）乳房切除术后患者的心理变化主要表现为女性感的削弱。乳房是女性的第2性征，有特殊意义。患者要承受来自肿瘤本身和乳房缺失所致形象受损的双重打击，从而出现紧张、恐惧和焦虑等心理问题，抑郁、焦虑等都会影响患者性欲望、性功能和性生活质量，尤其易引起患者性欲减退和性高潮障碍。

2. 乳腺癌同房会传染、会影响治疗？

多数癌症患者对疾病本身认识不足。有些患者会担心癌症具有传染性，从而抑制性欲；或配偶担心会被传染，有意无意回避性行为；有些患者会担心性交会促使癌症复发，担心性交耗"元气"，有害于癌症康复；或害怕性交会干扰肿瘤治疗等。此外，多数女性在性生活中处于被动地位，而疾病的痛苦和乳房的缺失会加重这种从属心理，影响性生活的和谐。

性生活会促使癌症复发转移的说法，完全错误。适度、和谐、规律的性生活不但对身体无害，而且可增强患者的自信心，有利于维持患者内分泌功能的平衡，提高机体免疫功能；更能融洽夫妻关系，增强患者战胜疾病的信心，有利于患者的康复，甚至能有效预防乳腺癌复发！肿瘤疾病不是传染病，不会通过性生活传染给对方。性能力的恢复，也从另一方面反映了整个机体的恢复。乳腺癌的治疗及其副作用，会令患者经历治疗造成的体力下降、闭经期症状等多种身体变化，可能会影响性生活，但性生活并不是绝对要避免的。重要的是，治疗后如何正确看待自己、看待性生活。

乳腺癌患者面临着生理和心理的双重打击，亟须得到家庭和社会的支持，而其中最为重要的是配偶的理解和支持。患者应改善心态，相信自己是最美的，培养乐观、积极的生活态度。因为"爱"的力量是神奇的，爱人无微不至的照顾，爱人温情细腻的关怀，都将化为患者积极生活的动力。患者要学会与爱人进行沟通交流，获得情感支持及家人的关爱，这对患者的康复起决定性的作用。

适当的性生活能促进夫妻感情，使患者压抑的心情得到有效的缓解，使其心情愉快，从而能更积极地面对生活，提高机体免疫力，有利于身体的康复。（周坚）

得了乳腺癌还能怀孕吗？

现阶段，全球乳腺癌的发病率越来越高，且乳腺癌发病有年轻化的趋势，尤其在我国，平均发病年龄比欧美要早，因此部分乳腺癌患者面临一个非常现实的问题：我可以怀孕生小孩吗？这包含以下两方面的内容。

1. 能不能"怀得上"？

这个问题非常关键，因为乳腺癌的放化疗会损伤患者的卵巢功能，甚至导致卵巢早衰，这种伤害会直接导致不孕；其次，卵巢功能抑制是年轻乳腺癌患者内分泌治疗的重要方法，这种治疗本身也会影响患者怀孕，部分内分泌治疗的药物例如他莫昔芬等有致畸的毒副反应……因此，如果想"怀得上"，我们就要采用一些措施提高怀孕成功率，减少卵巢损伤。目前常用的方法是患者化疗前冷冻卵子或受精卵，同时进行卵巢保护，这是最可靠的方法。

2. 怀孕生子对预后有影响吗？

目前并没有特定的前瞻性临床研究可以准确回答这个问题，但大量的回顾性研究显示怀孕生子不会影响乳腺癌患者的预后，它是安全的。

如何选择怀孕时机呢？需要参考患者的肿瘤分期及分子分型等因素。对于三阴性及HER2阳性乳腺癌患者，完成放化疗及靶向治疗半年后身体康复就可以怀孕；对于激素受体阳性需要做内分泌治疗的患者，由于部分药物有致畸作用，必须停药半年以上才能怀孕；其次怀孕就意味着需要暂停内分泌治疗，因此对于复发风险比较高的患者还是建议不要过早怀孕，最好在完成3~5年的内分泌治疗后再考虑怀孕。患了乳腺癌并不意味着失去做母亲的机会，大家一起努力是可以创造条件做到"怀得上、生得健康、病治得好"的理想模式的。（黄梅）

得了乳腺癌还能生育吗？

我国乳腺癌发病率逐年上升，绝经前患者超过半数，年轻乳腺癌总人数越来越多，不得不面对一个现实问题：生育。

1. 乳腺癌患者能否生育？

某些治疗手段如放疗、化疗，会损害卵巢功能。但年轻患者卵泡储备较多，发生卵巢早衰、提前绝经和闭经的风险相对较低，大部分患者还是有生育能力的。现有的证据表明，患乳腺癌后怀孕并不增加复发的风险，可能还有保护作用。

2. 哪些治疗对生育能力有影响？

化疗：目前认为烷化类药物（如环磷酰胺）对卵巢的毒性最大，蒽环类药物影响相对较小，紫杉醇类的影响暂不明确。另外，放疗可能有少部分射线影响到卵巢和子宫，内分泌治疗对生育影响尚无定论，手术及靶向治疗安全。

3. 什么方法可以提高生育的机会？

（1）促性腺激素释放激素激动剂（GnRHa）：部分研究显示化疗期间运用GnRHa可减少化疗诱导的闭经，提高妊娠概率。

（2）卵细胞或胚胎冷冻保存技术：这是最可靠的方法，也是医生会首先推荐的方法。该方法是唯一适用于未婚但又不愿接受精子的患者。

（3）卵巢组织冷冻保存技术：冷冻卵巢组织能保留更多的卵泡细胞，提高生育机会。

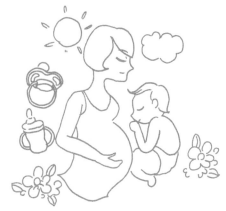

4. 什么时候生育比较合适？

原位癌患者术后即可受孕，如行放疗在结束1年后；非高风险患者，在治疗后1年未复发可考虑；高风险患者在辅助治疗2~3年未复发可考虑，但生育和停用药物会增加复发及生存风险；激素受体阳性者可停用内分泌药3个月后怀孕，停药2年内完成妊娠及哺乳并重新开始内分泌治疗。与一般人群相比，癌症患者所生育后代在遗传异常和儿童期肿瘤的发生率上并无明显增加。目前认为健侧乳房是可以哺乳的，预后也没有受到影响。（陆宇云）

（二）晚期乳腺癌

晚期乳腺癌还有救吗？

晚期乳腺癌指的是有远处转移的乳腺癌，分新发晚期（首次就诊时乳腺癌已经出现转移）和治疗后转移（首次就诊时乳腺癌没有转移，治疗过程中或治疗后出现转移）两种类型。一般新发晚期乳腺癌的治疗效果更好，存活时间也更长。转移的部位可以是远处的淋巴结、对侧乳房、肺、骨、肝、脑等部位。很多患者以为乳腺癌到了晚期就无药可治，甚至怀着自暴自弃的心理，完全放弃治疗，回家消极等待末日来临。难道乳腺癌到了晚期，治疗就没有意义了吗？非也！

首先，晚期乳腺癌并非完全不能控制。部分新发晚期乳腺癌可以通过规范治疗达到康复。可治愈的晚期乳腺癌多具有以下特点：①乳腺癌的转移灶位置比较局限（多局限在1个器官中）；②转移灶数量较少（数量≤5个）；③对抗肿瘤治疗药物敏感。因此乳腺癌即使到了晚期仍有希望，不要轻言放弃。

其次，晚期乳腺癌经过系统治疗，有10％~20％的患者生存时间超过5年，而且随着新药的不断涌现，晚期乳腺癌的控制效果越来越好，生存时间越来越长。以一种特殊类型的乳腺癌——HER-2阳性的乳腺癌为例，在靶向药物未出现之前，单纯接受化疗的新发晚期患者能活过5年的不超过20％。但接受了靶向＋化疗的最新方案后，50％的患者生存时间达到或超过56.5个月。目前，乳腺癌的治疗新药如雨后春笋般涌现，晚期乳腺癌患者生命的不断延长有望得以实现。

再次，鉴于抗肿瘤新药的开发速度很快，虽然目前暂时没有治愈晚期乳腺癌的特效药，也许再过几年，治愈晚期乳腺癌的新药会横空出世，而我们需要做的就是利用现有的药物多坚持几年。（谢丹）

晚期乳腺癌如何"带瘤生存"？

按2014年的数据，乳腺癌5年生存率已经达到83.2%，相信现在这个数据还会有所提升。虽然乳腺癌与其他肿瘤相比治疗效果比较好，但仍有部分患者在治疗过程中会出现复发转移进入到晚期，这时候治疗的重点就是"带瘤生存"，既要控制肿瘤，也要保证患者的生活质量，今天要谈的就是中医在其中发挥的重要作用。

1. 减轻相关治疗的毒副反应，提高生活质量。

乳腺癌化疗、靶向治疗、内分泌治疗等可以有效杀灭肿瘤，延长生存期。但治疗也会带来疲乏、失眠、腹泻或便秘、手足综合征、血细胞低下、发热等一系列毒副反应，导致患者生活质量下降甚至治疗中止。中医认为出现这些问题主要是由于药毒导致机体正气受损，脏腑功能失调，中药内服外用，针灸推拿等手段可以有效恢复受损气血，减轻毒副反应。

2. 扶正祛邪，提高临床疗效。

中医认为乳腺癌产生是机体正气不足，导致气、痰、瘀、毒等邪气留滞于机体所导致，因此扶正祛邪是主要的治疗原则。中医治疗乳腺癌有1 800多年的历史，研究表明，中医治疗能有效延长乳腺癌患者的生存时间，提高临床疗效。现在我们在中医传统方法的基础上，联合火针、刺络等手段也取得了不俗的疗效。

3. 发挥治未病优势，先安未受邪之地。

中医认为"邪之所凑，其气必虚"，乳腺癌患者出现复发或转移就是机体脏腑本虚，才导致肿瘤有机可乘，在临床上我们可以通过中医的方法"补不足，损有余"，提前做好预防工作，这样就可以减少肿瘤复发转移，提高治愈率。（黄梅）

乳腺癌患者自身管理要关注什么?

作为一名乳腺科医生，经常有乳腺癌患者问我这样的问题：医生，我应该怎么做才能把病治好？这个问题非常重要，乳腺癌的治疗除了应用手术、放化疗等手段，患者做好自身的管理也能显著提高治疗效果，自身管理应该重点关注以下几方面。

1. 情绪管理。

长期处于不良情绪状态是导致乳腺癌发生的重要原因，同时也是促进乳腺癌复发转移的不良因素。德国一项研究表明，与情绪正常的乳腺癌患者相比，抑郁情绪的患者复发转移机会最高可以增加80%，可见管理好情绪所带来的好处甚至比药物治疗还要多。

2. 睡眠管理。

2017年诺贝尔医学奖的得主向我们指出了睡眠对保持健康的重要性。睡眠障碍的人群恶性肿瘤发病率明显高于正常人，乳腺癌也不例外，同时睡眠障碍也会增加乳腺癌复发转移的机会。睡个好觉的好处远远超出你的想象，因此请大家务必养成早睡（23时前）早起（7时前）的好习惯。

3. 饮食及体重管理。

乳腺癌患者由于治疗等原因，与健康人相比更容易出现代谢综合征：高血脂、高血糖、高血压等，除了导致心脑血管疾病的发病率增加外，最新的研究还表明，代谢综合征及肥胖等可以使乳腺癌的发生风险提高17%。复发风险增加3倍，死亡风险增加2倍。可见管理饮食和体重的重要性不亚于药物治疗。

4. 治疗安全性管理。

乳腺癌的治疗是一个比较漫长的过程，一系列的治疗手段可能会导致心血管事件、骨安全事件、肝肾功能损伤等不良反应，这些不良反应会影响患者生活质量，甚至导致治疗中断。因此患者应该与医生合作，一起做好治疗安全性管理，让我们能够轻松、足疗程地完成预定的治疗计划，才能获得好效果。（黄梅）

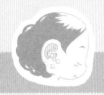

五、预防乳腺癌

如何预防乳腺癌？

作为临床医生，我们几乎每天都会被患者问类似的问题：乳腺癌究竟能不能预防？

现代医学至少到目前为止还找不到确切的预防方法，因此大家总是看到诸如"乳腺癌发病率越来越高"等报道。现在只有不到5％的乳腺癌是由于特定的遗传基因突变，超过95％的乳腺癌患者不能确定病因，因此希望能像注射牛痘疫苗便能预防天花一样，打一针就可以预防乳腺癌的想法是很难实现的。那么，我们应该怎么办？

《黄帝内经·上古天真论》中有一段话可以给我们很好的启示："有圣人者，处天地之和，从八风之理，适嗜欲于世俗之间，无恚嗔之心，行不欲离于世，被服章，举不欲观于俗，外不劳形于事，内无思想之患，以恬愉为务……可以百数。"这段话深刻指出了我们人类如果要长命百岁的话，应该如何从自身做起，做到了，做好了，可以长寿无病，预防乳腺癌就不在话下了。

文中介绍了养生最主要的几个要点：①从天地之道："处天地之和"；②养生重在养心："无恚嗔之心""内无思想之患"；③劳倦适度。

乳腺癌患者往往有以下共同特点：①发病前较长时间受到不良情绪影响；②生活规律紊乱；③工作或生活压力大，长期处于疲劳状态。这些不良因素会影响我们的脏腑功能：例如肝主情志，不良情绪伤肝，肝经直接分布在乳房，肝的功能受损，气血运行不畅就会出现乳房疼痛、乳头瘙痒，时间长了就会导致气血瘀阻于乳房形成肿瘤；劳倦过度会伤脾、伤肾，同样影响乳房健康，导致肿瘤的产生。

预防乳腺癌没有捷径，只有我们从自身做起，从每天的行住坐卧做起，身心共调，才能健康长寿。（黄梅）

中医如何防治乳腺癌？

乳腺癌中医称为"乳岩"，最早记载于晋代葛洪的《肘后备急方》，距今已有1 800多年的历史。此后不少杰出医家对乳腺癌的防治提出了很多有效的方法，其中不乏疗效突出的案例。那么，中医究竟是如何防治乳腺癌的？有以下几个侧重点：

1. 注重天人相应。

中医认为，人为天地之子，因此天地运气的变化会影响我们人体的体质类型，导致疾病的发生，乳腺癌也不例外。例如2018年是戊戌年，火运太过容易伤肺金，所以乳腺癌患者出现肺转移和皮肤淋巴结转移的机会就会增加，在治疗上就要相应地注意呵护肺金，乳腺癌的预防也要把握这个规律。

2. 注重脏腑相关的整体观。

中医认为人是一个整体，乳腺癌是机体脏腑器官功能失常在乳房局部的表现，因此临床乳腺癌的患者除了出现乳房病灶外，还常常会合并甲状腺、子宫等器官的疾病，同时有情绪不稳定、失眠、消化功能失常等症状，这些都表明乳腺癌是一种全身疾病，治疗上除了乳房局部治疗外，还应该从整体调整脏腑机能的角度入手，调理好了，获益绝不仅限于乳腺病，很多临床问题都可以迎刃而解，真正是事半功倍。

3. 注重情绪致病的防治。

中医历代医家都认为异常的情志变化是乳腺癌产生的重要原因，这与现代医学的结论一致。因此，从调整情志出发防治乳腺癌是中医治疗乳腺癌的一大特色，积累了非常丰富的经验，拥有"逍遥散、越鞠丸"等一大批行之有效的方药，同时还可以应用按摩、针灸、导引、音乐疗法等进行治疗，效果非常好。（黄梅）

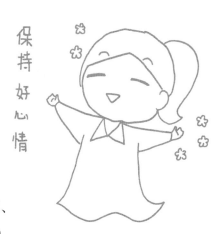

音乐竟然能治病?

乳腺癌患者不仅要承受癌症及乳房缺失带来的巨大心理打击，同时还要忍受化疗等治疗带来的身心伤害，如何渡过这段困难时期，也许音乐可以给你带来意想不到的收获。

五行音乐疗法是我国传统医学的一种治疗手段，"五音治五脏"养生理论就如同我们日常所讲的"五色入五脏"和"五味养五脏"一样。中医认为，人的五脏（脾、肺、肝、心、肾）和五志（思、忧、怒、喜、恐）及五音（宫、商、角、徵、羽），都存在着一一对应和相生相克的关系。

中医认为女子乳头属肝，乳房属胃，乳腺癌与肝气郁结有很大的关系。"角调"与"肝"相应，"肝属木，在音为角，在志为怒。"木的特性是柔顺、舒展、向上生发，对应柔美舒畅的角音，因此角调式音乐充满生机，令人愉悦，代表乐曲是《莫愁啊莫愁》《草木青青》《一粒下土万担收》《欢乐颂》。

临床上肝气旺盛容易急躁、发怒以及肝气郁结爱生气、常叹气的女性，常常伴随乳房胀痛等症状，听角调式音乐可以起到疏肝解郁、调和肝气的作用。可每天巳时（早上 9:00~11:00）行五音治疗，选用角调式音乐曲目《江南丝竹乐》等，以调节肝胆的疏泄功能，促进人体气机的升发条畅。

国际知名音乐疗法教授吴慎，对《黄帝内经》及《易经》融会贯通，从先人的医药经纶中解读出"乐先药后"理论，利用五音对五脏、以乐代药的理论研究出五音理论，可协助治疗师实施"辨证施乐"式的治疗。国外研究表明，音乐能够刺激听觉系统，可达到放松肌肉、止痛和改善情绪，调节神经系统、免疫系统、内分泌系统等效果。

当出现急躁易怒、情绪抑郁、焦虑、不思饮食、咽喉异物感等症状时，要警惕肝郁气滞，可应用角调式音乐，能起疏肝解郁的作用。（周坚）

结　语

让我们共同携手，打赢乳房保卫战！

　　时光荏苒，一年的时间即将过去，在2018年的这个时候，广州中医药大学第一附属医院乳腺科和大家相约在《广州文摘报》，每周2篇，风雨无阻，为读者们分享了100多篇科普文章，全方位涵盖了乳房保健，乳腺增生病、乳腺纤维腺瘤、乳房炎性疾病的防治，乳腺癌的诊断、治疗、放化疗毒副反应的处理及康复措施等各个领域，并从中西医结合的角度，为大家介绍了在乳房疾病防治领域中医、西医各自的优势及协同作用，从乳腺专科医生的角度为大家娓娓讲述乳房的秘密，得到了广大读者的肯定及热情反馈，在这里我代表我们团队的每一位成员对大家的支持表示深深的感谢。

　　作为一名从医20多年的乳腺科医生，我把我对乳房疾病防治的几点体会再和大家分享如下：

　　（1）对于乳腺癌等肿瘤性乳房疾病来说，人们自身生活及行为方式的异常是最主要的致病原因。不良情绪、熬夜及不健康的饮食方式是导致乳腺癌的重要因素。目前乳腺癌虽然治疗手段越来越多，但发病率也不断升高，乳腺癌的预防工作任重道远。中医天人合一、身心共调的理念可以发挥主导作用有效预防乳腺癌，并且有很多行之有效的方法，将来必然会发挥越来越大的作用。

　　（2）乳房是身体比较表浅的器官，乳腺彩超等辅助检查手段为乳腺癌的早发现、早诊断创造了条件。广大女性应该养成定期乳房体检的习惯，并且掌握乳房自检的方法，愈早发现，愈早治疗，效果愈好。

　　（3）乳腺癌的治疗是一个较长期的过程，甚至可延续10年，在这个治疗过程的不同阶段，中医、西医可以发挥协同作用。中医长于"治人"，西医长于"治瘤"，两者有机结合"人瘤共治"能获得最大的治疗获益。

　　（4）在乳腺单纯增生→乳腺囊性增生→乳腺不典型增生→乳腺癌的发病路线中，我们可以看到防治乳腺增生病等良性乳房疾病发生的重要意义。中西医结合的方法在乳房良性疾病的防治中也发挥着重要的作用。

　　我们的专栏虽然已告一段落，但我们仍然会用公众号等其他方式继续和大家分享我们的心得，我们将一如既往，与您携手，共同打赢乳房保卫战！

黄　梅